COURS ÉLÉMENTAIRE

D'HYGIÈNE

EN VINGT-CINQ LEÇONS

PAR

A. REINVILLIER

Docteur en médecine de la Faculté de Paris, ancien interne
des hôpitaux civils et militaires, rédacteur en chef du *Médecin de la Maison*
ex-président de la section des sciences à l'Athénée des arts, sciences
et belles-lettres de Paris, membre de plusieurs
sociétés savantes, etc.

PARIS

CHEZ LABÉ, LIBRAIRE DE LA FACULTÉ DE MÉDECINE

Place de l'École de Médecine, 4
Et aux bureaux du journal le MÉDECIN DE LA MAISON
Rue Bergère, 24.

1854

COURS ÉLÉMENTAIRE

D'HYGIÈNE

Paris. Imprimerie de Pillet fils aîné, rue des Grands-Augustins, 5.

COURS ÉLÉMENTAIRE

D'HYGIÈNE

EN VINGT-CINQ LEÇONS

PAR

A. REINVILLIER

Docteur en médecine de la Faculté de Paris, ancien interne
des hôpitaux civils et militaires, rédacteur en chef du *Médecin de la Maison*
ex-président de la section des sciences à l'Athénée des arts, sciences
et belles-lettres de Paris, membre de plusieurs
sociétés savantes, etc.

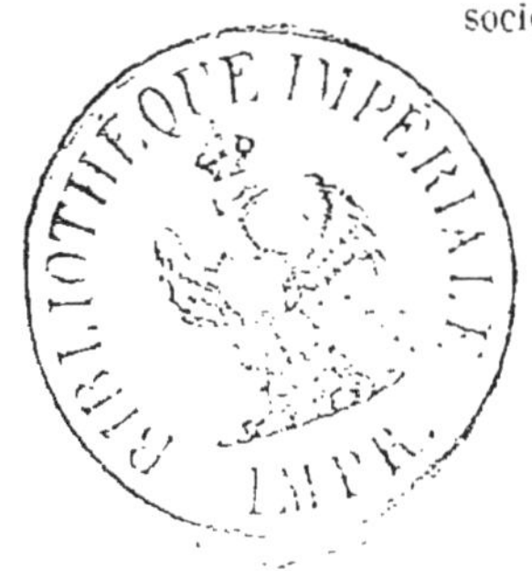

PARIS

CHEZ L'ABÉ, LIBRAIRE DE LA FACULTÉ DE MÉDECINE

Place de l'École de Médecine, 4

ET AUX BUREAUX DU *MÉDECIN DE LA MAISON*
Rue Bergère, 24

1854

Je n'ai point eu la prétention, en publiant ces leçons, de faire un traité complet d'hygiène ; ce sont des leçons élémentaires, mais qui renferment, je l'espère, tout ce que l'hygiène privée présente de plus saillant et de plus pratique. Cette science est l'une des plus vastes que l'on puisse étudier ; elle embrasse les sujets les plus importants, comporte les développements les plus étendus, et touche pour ainsi dire à tout. L'hygiène est précieuse non-seulement pour chaque individu en particulier, mais elle est la clef de toutes les améliorations physiques et morales qui peuvent faire le bonheur des peuples. On ne saurait donc trop la répandre, et j'ai cru contribuer à atteindre ce but en éliminant, autant que possible, de ce cours, les expressions techniques.

J'ai fait précéder ces leçons de l'extrait d'un discours important sur l'hygiène publique, afin de bien faire comprendre l'immense portée de cette science et les bienfaits qu'elle peut réaliser.

Les nombreux encouragements qui ont suivi chaque leçon m'ont été trop précieux pour que j'oublie de remercier ici ceux qui ont bien voulu me les adresser. Ils ont contribué à rendre ma tâche plus douce et ont puissamment soutenu mes modestes efforts.

Je remercie aussi les représentants de la Société de tempérance de Londres, qui ont mis gracieusement à ma disposition les documents remarquables que possédait cette ligue puissante et honorable. Ils m'ont permis de choisir sur le texte anglais lui-même, les faits les plus intéressants qui se rattachent à ces associations philanthropiques.

Dr REINVILLIER.

EXTRAIT

D'UN

DISCOURS SUR L'HYGIÈNE

L'hygiène est une science sociale appelée à rendre les plus éminents services à l'humanité ; mais pour bien faire comprendre son importance au point de vue des intérêts des populations et de leur avenir, il est nécessaire que nous jetions un regard en arrière.

Ce n'est qu'en établissant une comparaison sérieuse que l'homme peut se fixer sur une idée. Il n'en est pas des sciences comme de la poésie. Celle-ci s'appuie sur l'idéal, elle ne plaît en quelque sorte qu'aux contemplations extatiques. La science, au contraire, ne procède que par l'observation et ne déduit ses formules qu'après avoir pesé, mesuré et compté tous les faits.

On peut consulter l'antiquité grecque et romaine, et l'on y trouvera la preuve de cette vérité, que toutes les fois que les peuples ont méconnu les lois de l'hygiène ils ont eu à s'en repentir. Mais le moyen âge, dont les diverses nationalités s'étaient formées avec les débris du grand empire romain et avec les populations barbares du Nord, représente un chaos social

1

bien plus saillant, bien plus caractérisé que l'âge antique. A cette époque de désastreuse mémoire, toutes les notions du bien et du mal étaient confondues. Tourmentés probablement du travail intérieur qui agitait le monde, préoccupés des douleurs d'un enfantement pénible qui devait amener l'ordre social actuel, les hommes d'alors négligèrent entièrement l'hygiène. Aussi, est-il difficile de trouver dans l'histoire des époques plus fécondes en fléaux. La voix s'épuiserait s'il fallait reproduire le tableau complet des diverses épidémies qui ont ravagé le monde dans cette période. Les descriptions qu'en ont laissées les historiens sont tellement épouvantables, que le choléra, qui a fait tant de victimes, n'approche pas de ces terribles pestes. Les tortures endurées par les malades, les gangrènes profondes et les vastes ulcérations qu'elles laissaient sur leur passage, la rapidité et l'horreur de la mort étaient telles, que les peuples trouvaient à peine des expressions pour peindre leur terreur.

C'étaient le *trousse galant*, le *feu de saint Antoine*, le *mal des ardents*, etc., et ces maladies, dont heureusement nous n'avons plus les analogues, disparassaient pour revenir peu de temps après.

Si nous voulons nous expliquer pourquoi ces fléaux dévastateurs sévissaient avec tant de rage et de persévérance aux époques du moyen âge, plongeons du regard dans ce passé qui est heureusement loin de nous. Il n'est pas un de vous qui n'ait visité la Cité il y a une dizaine d'années. Vous vous rappelez sans doute ce que c'était : des rues étroites, obscures, humides, où le soleil pénétrait à regret. Eh bien, avec ce spectacle hideux sous les yeux, vous n'avez encore qu'une très-faible idée du moyen âge. Ces mêmes rues n'étaient pas pavées ; l'eau sale et croupissante qui avait servi aux usages domestiques y séjournait, s'y corrompait et répandait dans l'atmosphère ses exhalaisons malsaines. Elles étaient si étroites,

que deux ou trois personnes pouvaient à peine y marcher de
front ; dans quelques-unes, il y avait de grands égouts décou-
verts ; les maisons étaient si rapprochées, que nous voyons
dans l'histoire qu'un prince, courant les aventures galantes et
voulant éviter les regards jaloux, passait par dessus les toits
et traversait les rues en sautant d'un toit sur l'autre. — Par
toute la ville, les bouchers, les charcutiers avaient leurs tue-
ries chez eux, et le sang s'y pourrissait ; les animaux de toute
espèce rôdaient dans les rues, qu'ils couvraient de leurs or-
dures ; les immondices de toute sorte étaient déposées au coin
des maisons et n'étaient enlevées qu'avec une extrême lenteur ; chaque quartier avait un cimetière autour de l'église ;
chaque église, à son tour, avait des souterrains, où l'on entas-
sait cadavres sur cadavres. Ajoutez à cela les voiries aux portes
de la ville, les métiers insalubres, les abords fangeux des ri-
vières, l'encombrement des malades dans les hôpitaux, encombrement tel, qu'il y avait jusqu'à six et même huit malades dans un même lit, les pieds des uns répondant aux
épaules des autres, les vivants passant une nuit entière côte à
côte des morts, et vous ne serez plus étonnés qu'avec une organisation semblable, qui était de même partout, les maladies
pestilentielles aient ravagé les populations. Malgré toutes ces
causes d'insalubrité si évidentes, lorsque la peste, le mal des
ardents, le feu de saint Antoine se promenaient sur le globe
en le dévastant, jetant partout la terreur et la consternation,
semant partout la mort, eh bien, le peuple, ignorant quelle
était la cause première de tous ces malheurs, atterré sous le
poids du fléau, mais toujours sublime dans ses expressions
poétiques, disait que Dieu avait déchaîné l'ange de la mort et
des douleurs, et qu'il se vengeait parce qu'il voyait les grands
se vautrer dans la fange du désordre et dans la barbarie, parce
qu'il voyait partout le sang ruisseler sous la hache du bourreau ou sous le glaive du seigneur féodal ; il faisait Dieu sem-

blable à ces hommes cruels. Les insensés qu'ils étaient, leur délire allait jusqu'à nier la Providence de Dieu. Cet être immense que la raison et la science nous montrent toujours plein de bonté et de prévoyance, ils croyaient qu'il les abandonnait, parce qu'ils avaient abandonné la voie que Dieu avait tracée au génie humain ; mais non, Dieu ne se vengeait pas, l'homme seul était son propre bourreau ; en donnant à l'homme l'intelligence et le génie, Dieu lui a dit : Cette matière qui compose le globe, c'est ta propriété, mais façonne-la de manière à ce qu'elle serve à tes besoins. Si tu l'abandonnes à elle-même, malheur à toi, car elle ne tardera pas à t'écraser. Il faut que tu la domines, que tu la soumettes au frein, c'est une grande mission que je te donne, mais c'est la preuve de ta céleste origine.

Il en est des peuples comme de l'homme-individu, ils ont une enfance et un âge de raison, mais il y a cette différence immense en leur faveur, c'est qu'ils n'ont pas de vieillesse. Il peut y avoir des temps de doute, des moments d'incertitude, des époques de transition, mais il n'y a jamais de décrépitude. L'humanité obéissant à la loi du progrès qui lui a été imposée par Dieu même, marche toujours en avant.

Aussitôt donc que la société se fut organisée et que le calme fut rétabli, on s'aperçut enfin des causes qui enfantaient ces terribles fléaux ; alors on se mit à l'œuvre, et de ce travail de tous les jours est sorti l'ordre social moderne. Autant le tableau que j'ai déroulé devant vous était affreux et désolant, autant celui que je vais faire passer maintenant sous vos yeux aura de charmes et de consolation.

Animés du même désir, de la même ambition, les peuples et les gouvernements interrogent les sciences, scrutent les secrets de la nature et les appliquent à leur bien-être. Partout vous voyez les rues s'élargir, les maisons s'écarter et donner passage à des flots d'air et de soleil ; les eaux ménagères vont se cacher dans les vastes et innombrables égouts couverts, dont la pente est admirablement disposée et où elles ne séjournent jamais. Profitant d'une de ces admirables harmonies de la nature, les villes intelligentes plantent des arbres partout où elles peuvent, sur les quais, sur les boulevards, dans les carrefours ; le vulgaire ignorant passe et croit tout simplement que c'est là pour récréer sa vue ; sans doute cette considération est bien pour quelque chose, mais ce n'est pas la grande raison. Chacun de nos poumons verse dans l'atmosphère un air altéré qui n'est plus propre à entretenir la vie de l'homme, et qui, s'il n'était pas renouvelé constamment, finirait par amener la mort. Enfin, c'est le même cas que le cas du charbon, avec lequel la mode du suicide fait asphyxier tant de malheureux aujourd'hui. Eh bien, considérez cette admirable combinaison de la nature et courbons notre orgueil devant cette sagesse profonde d'une providence divine ; ce même air qui nous tuerait est un air bienfaisant et vital pour les arbres et la verdure ; ils s'en emparent, ils le respirent, ils gardent pour eux la partie qui nous est nuisible ; ils rejettent dans l'atmosphère l'autre partie qui est la vie pour nous. A tous les coins de rue, de modestes bornes-fontaines ou des fontaines monumentales versent l'eau avec abondance, balayent toutes les immondices et rafraîchissent sans cesse l'atmosphère. La science a si bien établi que l'eau est un des éléments de la santé publique, que l'homme aujourd'hui, entraîné par l'instinct de la conservation, ne recule plus devant aucun sacrifice pour trouver des sources d'eau vive ; il va creuser le sol à des profondeurs gigantesques, et là, dans les entrailles du globe, là où le génie antique avait placé le sombre empire de la mort, le génie moderne a fait jaillir une des sources de la vie.

Tels sont les bienfaits de l'hygiène, et c'est un point sur lequel j'appelle sérieusement votre attention ; depuis que cette science est entrée dans les habitudes des gouvernements, les maladies épidémiques sont devenues fort rares : et, nous devons le dire à la gloire de la civilisation, lorsque par hasard un de ces fléaux vient apparaître en Europe, il a toujours pris naissance dans des contrées lointaines, où la civilisation n'a pas encore planté ses étendards. La peste a son berceau dans l'antique et immobile Egypte, et, malgré le génie des grands hommes qui l'ont gouvernée, elle dépeuple tous les ans les rivages du Nil. Le choléra nous est arrivé des limites de l'Indostan, où une religion fanatique, plongeant depuis des siècles les nations dans une extase permanente, leur a ôté l'énergie morale et l'activité physique.

Un jour viendra, et il n'est peut-être pas loin, où la société, organisée par l'hygiène, luttera en masse contre les agents destructeurs ; et, lorsqu'on sera bien arrêté sur ce point, que ce n'est pas contre l'homme que l'homme doit diriger ses armes et son génie, mais contre la matière inerte, on verra alors disparaître du globe toutes ces maladies qui sont engendrées par le désordre matériel de la nature.

Ces marais fangeux qui portent partout la fièvre, desséchons-les ; et le sol qu'ils inondent de leurs eaux fétides, riche de terre végétale, va se couvrir d'arbres dont la verdure, en décomposant les miasmes atmosphériques, ira porter dans nos poumons une vie nouvelle et plus puissante ; ces gorges de montagnes, qui cachent dans leurs sombres profondeurs des populations souffrantes, élargissons-les, forçons le soleil à y plonger ses rayons bienfaisants ; ordonnons aux machines d'abattre ces murailles de granit et à établir des courants d'air, et bientôt les crétins au teint pâle, au cou goîtreux, au moral hébété, verront un sang pur circuler dans leurs veines, une intelligence plus noble fermenter dans leur cerveau.

Enfin, lorsque, abandonnant les routes étroites de l'égoïsme et se jetant noblement dans la voie du progrès social, l'industrie viendra au secours de l'hygiène ; lorsqu'elle aidera l'humanité dans ses aspirations vers le bonheur ; lorsque la vapeur, cette puissance formidable qui peut broyer des popula·tions dans ses explosions terribles, lui prêtera ses forces de géant, alors l'hygiène aplanira les montagnes, exhaussera les terrains bas, dirigera les courants d'air, rafraîchira ou échauffera l'atmosphère, régularisera l'écoulement des eaux, et fera disparaître toutes les causes qui empêchent le perfectionnement de la société ; alors seulement l'humanité aura atteint son but ; alors seulement l'homme, véritable roi de la création, pourra dire à Dieu, orgueilleux de son œuvre : J'ai rempli ma mission.

D^r DE LANDRIMONT,

(Méd.-dom.)

COURS

D'HYGIÈNE

PREMIÈRE LEÇON

Définition de l'hygiène. — Définition de la santé. — Pourquoi l'hygiène est peu pratiquée. — Constitution physique et morale de l'homme. — Recherche des véritables conditions de la santé. — Impossibilité d'une formule générale. — Influence de l'éducation sur le caractère et le bien-être des hommes.

L'hygiène est cette partie de la médecine qui fait connaître les conditions de la santé et les moyens de la conserver.

La santé est le résultat naturel de l'intégrité des fonctions que les organes sont appelés à remplir et le produit de l'harmonie de ces mêmes fonctions.

Il n'y a donc pas de science plus utile à l'homme que

1*

la connaissance de l'hygiène, puisque la santé est reconnue par tous pour être le plus précieux des biens, et l'on ne saurait trop répandre, dans l'intérêt de tous les hommes, les connaissances hygiéniques qui sont si précieuses et si indispensables.

Pourquoi l'homme qui possède non-seulement, comme tous les animaux, l'instinct de sa propre conservation, mais qui jouit en outre de la raison, et qui a la puissance d'analyser tous ses actes et d'en tirer des conséquences, pourquoi cet être raisonnable pratique-t-il si peu les lois de l'hygiène, dont l'application contribuerait puissamment à prolonger son existence ? Dans beaucoup de circonstances, l'hygiène n'est pas pratiquée parce que l'intérêt du moment, les passions, l'espoir d'échapper à un danger éloigné et une foule d'autres choses viennent s'y opposer ; mais trop souvent encore on agit contre les préceptes de l'hygiène simplement parce qu'on les ignore. Les personnes qui se trouvent dans ce dernier cas, loin d'être à blâmer sont réellement à plaindre, aussi doit-on s'empresser de les éclairer. Persuadé de l'importance de cette mission, nous publions ce cours d'hygiène populaire dans l'intérêt des masses, et si notre faible voix ne peut faire tout le bien que nous voudrions répandre, elle contribuera au moins, pour sa petite part, à propager un enseignement utile, à détruire les préjugés et peut-être à stimuler le zèle de ceux qui seront plus forts ou plus habiles que nous.

Commençons par jeter un regard sur la constitution de l'homme, puisque l'hygiène tout entière a pour but la protection incessante de cette constitution.

L'homme a été doué d'une organisation admirable, dont lui seul est en possession dans toute la création. Tandis que les animaux ne peuvent vivre, selon l'espèce à laquelle ils appartiennent, que dans une certaine zône ; l'homme, au contraire, parcourt toutes les latitudes, visite tous les climats, se fixe pendant un temps plus ou moins long dans les régions les moins accessibles aux êtres organisés et a à son service mille ressources pour lutter contre les causes de destruction qui viennent le menacer. Il peut, en outre, résister aux plus grandes fatigues et a surtout le privilége de combiner ses moments d'activité et de repos de telle manière qu'un état succédant à l'autre, les difficultés les plus considérables peuvent être vaincues par lui. Ses organes digestifs lui permettent de s'approprier les substances les plus dissemblables : les quadrupèdes, les oiseaux, les poissons, les animaux articulés, les mollusques, presque toutes les classes du règne animal sont mises à contribution pour former la nourriture habituelle de l'homme. Les végétaux de toute nature viennent aussi augmenter son butin, car, depuis le champignon jusqu'aux fruits des plus grands arbres, partout il trouve une ample provision d'aliments. Les fécules de toute sorte qu'il transforme de cent manières différentes, le sucre, les huiles, les liquides fermentescibles, tout vient contribuer à son bien-être et augmenter la variété de sa nourriture.

Toutes ces facultés dont l'homme est en possession, celle de supporter les températures les plus variées, de vaincre les fatigues les plus grandes et de se nourrir des produits les plus opposés ne sont pas les seules dont il jouisse. L'homme a encore à son service autre chose que les êtres organisés, sa puissante constitution s'assimile au besoin une foule de substances appartenant au règne minéral, et les poisons les plus violents, eux-mêmes, habilement dosés et employés, viennent contribuer à vaincre la maladie et à rétablir l'équilibre momentanément interrompu...

De l'examen de la constitution physique de l'homme, si l'on passe à celui de sa constitution morale, on n'est pas moins émerveillé des facultés diverses dont elle est douée et de la puissance qui lui a été octroyée par le Créateur. Ce sont cette puissance et ces aptitudes multiples, plus encore que l'organisation physique, qui font la force de l'homme, et c'est au moyen de son intelligence qu'il règne en maître absolu sur ce qui l'entoure. Faire le récit de tout ce que l'homme a accompli depuis quelques siècles seulement, par la seule force de sa puissance morale, serait chose impossible ici : il faudrait le suivre dans les entrailles de la terre et dans les profondeurs des eaux, le suivre encore dans les airs et énumérer tous les prodiges obtenus par la vapeur et les autres moyens puissants qu'il a su trouver et assujettir à la loi de sa volonté. Nous le verrions transmettre sa pensée d'un bout du monde à l'autre avec la rapidité de l'éclair, arrêter le rayon de lumière au passage pour lui faire tracer une image. Que dis-je ? il nous faudrait passer en revue tous les grands problèmes qui ont été résolus par la science, tous les beaux travaux de la littérature et de la philosophie, ce qui nous entraînerait trop loin de notre but.

Cependant le physique et le moral de l'homme ont entre eux une telle liaison que nous ne pouvions passer complétement le dernier sous silence; on sait, qu'à part quelques exceptions, l'esprit perd sa vigueur dans un corps malade, et que l'altération du moral agit généralement d'une manière défavorable sur le physique.

Il ne suffit pas pour l'homme d'avoir été doté d'une constitution physique et morale de premier ordre, il faut qu'il sache conserver ces avantages et rester dans cet heureux équilibre qu'on appelle la santé. La première chose que nous ayons à faire est donc la recherche des *véritables conditions de la santé.*

Etre né de parents sains et forts est la première condition pour être doué d'une bonne constitution, et, par conséquent, avoir plus de chance de conserver sa santé. Il est presque impossible que des parents malsains, rachitiques et faibles puissent donner le jour à des êtres pleins d'énergie et de vigueur; les constitutions sont héréditaires et les fautes même des parents viennent peser douloureusement sur leurs descendants et atteindre un certain nombre de générations. Remarquons en passant qu'il naît de là une obligation impérieuse pour l'homme de veiller sur sa conduite et d'observer scrupuleusement l'hygiène s'il ne veut pas être le bourreau de ses propres enfants.

Celui qui malheureusement est né faible a beaucoup plus de précautions à prendre que celui qui est venu au monde dans des conditions opposées, et Hippocrate a très-bien signalé cette différence lorsqu'il a dit : « Selon moi, les constitutions qui se ressentent promptement et fortement de leurs écarts sont plus faibles que les autres ; le faible est celui qui se rapproche le plus du malade ; et le malade est encore plus faible, aussi doit il souffrir plus que tout autre des fautes du régime (1). »

Cette différence dans la constitution native indique donc qu'il y a aussi des différences très-grandes dans les moyens de conserver sa santé, et il est impossible de donner une formule hygiénique qui soit convenable pour tout le monde. Autant il est absurde de prescrire les mêmes médicaments, et à des doses semblables, à tous les malades atteints de la même maladie, autant il serait ridicule de faire une prescription identique pour tous ceux qui veulent conserver leur santé.

Chacun a donc à prendre en considération, non-seulement la force dont il est doué naturellement, mais encore ce que sa constitution a perdu ou gagné depuis sa naissance. Il doit aussi considérer l'âge auquel il est arrivé, le sexe auquel il appartient, et enfin certaines particularités d'organisation auxquelles la science a donné le nom d'*idiosyncrasies*. Il est évident que l'enfant nouveau-né a besoin d'autres soins que l'adulte, et que celui-ci ne doit pas se soumettre à toutes les précautions qui sont indispensables au vieillard. La femme réclame des soins hygiéniques tout à fait spéciaux, et pour donner une idée de certaines idiosyncrasies qui méritent une attention particulière, on peut citer, par exemple, les personnes qui ne peuvent respirer telle ou telle odeur

____

(1) Hippocrate, trad. Littré, *Traité de l'ancienne médecine*, tome 1, page 597.

sans subir l'acte du vomissement ou sans avoir une défaillance, Rousseau, qui ne pouvait entendre le son d'une cornemuse sans éprouver une incontinence d'urine, et d'autres faits tout aussi extraordinaires.

Mais nous n'avons pas à étudier toutes ces exceptions, nous voulions seulement les signaler à propos des conditions indispensables de la santé. Disons vite que l'homme qui se porte bien doit manger avec appétit et digérer sans le plus petit malaise, que sa respiration doit être calme, large et facile, que les battements de son cœur, à moins qu'il ne cherche à les apprécier par le tact, doivent passer inaperçus pour lui, que sa démarche doit être assurée, régulière et aisée, son sommeil réparateur, que tous les organes des sens doivent jouir de tous leurs priviléges, son intelligence être nette et précise, enfin que toutes les fonctions doivent être dans un état d'intégrité complet et dans une parfaite harmonie ainsi que nous le disions en commençant. Telles sont les véritables conditions de la santé.

Peu d'hommes possèdent au grand complet tous les attributs de la santé, mais beaucoup ont reçu en partage la presque totalité de ces avantages; cependant, bien peu de personnes savent conserver leur santé, et tandis qu'elles cachent avec soin les trésors et les richesses de convention qu'elles possèdent, de peur qu'ils ne leur soient dérobés, elles négligent la santé, ce bien inestimable dont elles ne connaissent tout le prix que lorsqu'elles l'ont perdu, quelquefois sans retour.

Le manque d'éducation conduit trop souvent à l'inobservance des lois de l'hygiène et à la perte de la santé, aussi tous les cœurs généreux tendent-ils sans cesse à répandre les lumières dans ces intelligences qui sont restées à un très-faible degré de développement faute du stimulant indispensable. Il est évident que celui qui est en possession d'une instruction solide, laquelle a été instituée sur de larges bases, connaîtra presque toujours les dangers qui entourent son organisation et qui tendent à la détériorer ; il ne pourra pécher par ignorance et trouvera encore dans le perfectionnement de son éducation première une ressource contre le désœuvrement et un délassement pour ses fatigues. L'éducation religieuse, surtout, vient aider puissamment à pratiquer l'hygiène, car l'homme qui est habitué de bonne heure à se faire une loi de la morale devient nécessairement vertueux, et l'hygiène nous enseigne à chaque pas à pratiquer la vertu.

Il n'est pas possible de se livrer complétement aux soins de l'hygiène sans être vertueux, aussi le genre d'éducation que nous signalons, en influant sur le caractère des hommes contribue-t-il puissamment à leur bonheur. Que de raisons pour enseigner, étudier et pratiquer l'hygiène, et combien d'hommes qui appliquent sans réflexion et dans un but mercantile, l'adjectif *hygiénique* à la première chose venue, deviendraient circonspects si tout le monde était bien pénétré de la valeur de l'hygiène! Et puisque pratiquer l'hygiène c'est pratiquer la vertu, l'enseignement de cette science devient une espèce de sacerdoce que l'on ne doit aborder qu'avec respect et timidité.

DEUXIÈME LEÇON.

Influence des climats sur l'organisation de l'homme.—Nécessité de la connaître. — Division des climats. — Effets produits par un changement de climat.—Acclimatement dans les pays chauds. — Acclimatement dans les pays froids.—Acclimatement dans les pays tempérés.

Nous avons vu que l'homme a été doué, entre autres priviléges, de la faculté de pouvoir habiter les régions les plus opposées; mais ce don, il ne peut en jouir qu'à une condition, celle d'employer toutes les ressources de son génie pour lutter contre les causes de destruction qui sont inhérentes à tel ou tel climat. Il est donc important de connaître l'influence des climats sur l'organisation de l'homme, et par conséquent les principales conditions que l'on doit remplir pour parvenir à l'acclimatement.

Les personnes qui doivent habiter constamment la même localité, qui sont, pour ainsi dire, fixées au sol, auraient tort de penser que ces questions doivent les trouver indifférentes, car cesser d'habiter un lieu où l'on a vécu longtemps, pour séjourner dans un autre, même voisin, est déjà une chose sérieuse ; puis en étudiant les influences climatériques on connaît bientôt celles que déterminent les vicissitudes atmosphériques ; et quelle est l'organisation qui ne subit pas les effets des grandes variations de l'atmosphère?

Les géographes avaient autrefois divisé l'espace qui s'étend de l'équateur au pôle en trente climats, mais ces divisions, calculées d'après la longueur des jours comparée à celle des nuits sont beaucoup trop minutieuses et trop compliquées pour l'étude de l'hygiène ; il est préférable d'employer la marche généralement adoptée et de diviser les climats en climats chauds, climats tempérés et climats froids.

Chacun de ces trois climats influe d'une manière différente sur l'homme sain et sur l'homme malade ; non-seulement certaines maladies sont plus communes dans un climat que dans l'autre, mais elles y revêtissent un cachet particulier, une marche différente. Les habitants du climat chaud sont faciles à reconnaître de ceux du climat froid, et ceux-ci des individus qui habitent un climat tempéré, car les conditions dans lesquelles ils vivent ont modifié profondément leur organisation. Mais c'est surtout sur les personnes qui quittent tout à coup leur climat habituel pour un autre qui est tout différent que l'influence est manifeste et mérite toute l'attention de l'hygiéniste, afin que le nouveau venu apprenne à changer son régime et ses habitudes et à mettre son genre de vie en harmonie avec la nouvelle région qu'il vient habiter.

L'espèce humaine est disséminée sur le globe depuis le 60e degré sud jusqu'au 70e degré nord. L'homme vit passagèrement à des hauteurs considérables ou à une très-grande profondeur au-dessous du sol, et il habite des hauteurs dont quelques-unes atteignent jusqu'à plus de 4,100 mètres au-dessus du niveau de la mer. Cependant s'il se déplace à une grande distance, soit en avançant vers l'équateur, soit en se rapprochant du pôle, il est généralement destiné à une fin prématurée, s'il ne prend pas les précautions nécessaires à sa conservation. L'homme qui change de climat est appelé à vivre d'une autre vie, des modifications immenses vont s'opérer dans ses fonctions, et il est important que ces changements surviennent graduellement, et que de nouvelles habitudes sociales viennent s'y conformer, sans quoi il lui serait difficile d'échapper à la maladie et à la mort. Voyons d'abord ce qu'il convient de faire pour s'acclimater dans les pays chauds.

L'acclimatement dans les pays chauds est beaucoup plus facile pour les habitants des pays tempérés que pour ceux des pays froids, cela se conçoit aisément. C'est pourquoi il est sage, lorsqu'on doit habiter un climat très-chaud, de passer quelque temps dans l'Europe méridionale; puis d'arranger le voyage de telle façon que l'arrivée au lieu de destination coïncide avec le commencement de la saison tempérée; de cette manière on aura devant soi plusieurs mois, pendant lesquels l'acclimatement sera plus aisé. Il est bien entendu qu'au moment du départ la santé devra être très-bonne et que le voyageur doit être doué d'une excellente constitution, non détériorée par une maladie récente.

Après le débarquement il faut s'occuper immédiatement des conditions hygiéniques que réclame ce nouveau climat. L'habitation doit d'abord occuper l'attention : sa meilleure situation est dans un lieu sec, éloigné des endroits marécageux et abrité autant que possible contre l'ardeur des rayons solaires. L'exposition au
vent du nord est généralement préférée, mais on ne peut
donner de conseils précis à ce sujet, car selon le pays
que l'on habite, le vent qui souffle de tel ou tel côté est
plus ou moins favorable à la santé ; il faut en cela consulter l'expérience des habitants et se conformer à leurs
usages.

Le vêtement doit être en rapport avec celui que l'on
porte dans les pays chauds. C'est avec raison que les
méridionaux se couvrent la tête, les uns avec de larges
turbans, les autres avec d'amples chapeaux de paille,
c'est un bon moyen de préserver la tête de l'action directe du soleil. Les larges vêtements, dont le burnous
des Arabes est en quelque sorte le type, sont non-seulement les plus commodes mais les plus hygiéniques ; au
moyen de cette ampleur, aucune constriction n'est exercée sur les parties superficielles du corps, et le sang
contenu dans les veines n'éprouve aucun obstacle à son
libre cours ; puis l'air circulant constamment près de la
peau diminue sa chaleur et favorise l'évaporation qui se
fait à sa surface. Les étoffes de couleur blanche doivent
être usitées de préférence, à cause de la propriété bien
connue qu'elles ont de repousser, en partie, les rayons
du soleil, et d'absorber moins de calorique que celles de

couleur foncée. Il vaut mieux qu'elles soient tissées en laine fine et légère ou en coton que d'être en toile de fil, la température de la peau n'en sera que plus uniforme et à l'abri des brusques variations atmosphériques. L'absence de la cravate, et une bonne ceinture de flanelle appliquée directement sur l'abdomen sont deux excellentes choses. La cravate favorise les congestions cérébrales, et la ceinture de laine préserve les organes contenus dans le ventre contre les changements de température, si pernicieux dans ces climats. Il vaut mieux toutefois que la ceinture soit appliquée sur la peau que d'entourer le pantalon, comme on le voit chez les orientaux.

La *nourriture* de l'homme nouvellement arrivé dans les pays chauds doit être beaucoup moins substantielle que celle dont nous usons dans nos climats. Le sang de l'habitant des pays tempérés est beaucoup plus riche que celui de l'indigène des climats chauds, ses forces sont beaucoup plus grandes, et s'il ne modère pas son régime, il est exposé à contracter des maladies inflammatoires du foie ou des intestins qui ont souvent une très-grande gravité. Il faut donc qu'il se nourrisse principalement de légumes dans les premiers temps de son séjour, auxquels il ajoutera quelquefois des viandes blanches, des œufs frais, du poisson ; c'est seulement plus tard que les substances alimentaires pourront être choisies dans une autre catégorie. Les liqueurs alcooliques doivent être sévèrement proscrites, et c'est une grave erreur des Européens que celle qui consiste à croire que les liqueurs fortes réparent les forces et remédient à l'affaiblissement provoqué par l'abondance des sueurs. Aux spiri-

tueux, il vaut mieux préférer, pour les gens non accli-
matés, les limonades légères, le lait coupé et toutes les
boissons délayantes. Ils peuvent encore user avec modération des fruits agréables qui naissent dans les pays
chauds, tels que les pastèques, les ananas, les oranges,
les grenades, etc. Nous disons en quantité modérée, car
il est d'observation que ceux qui en abusent contractent
des maladies graves des organes digestifs. On a souvent
vu les militaires nouvellement débarqués dans ces climats se jeter avec voracité sur les oranges, qui sont là
à si bas prix, et devenir victimes de leur imprudence.

Quant aux *habitudes*, elles doivent être toutes différentes de celles suivies dans notre pays ; ainsi, les Européens qui méprisent l'indolence des habitants des climats
chauds, et qui continuent à se mouvoir avec activité
pendant la chaleur du jour, ne tardent pas à devenir malades. Il faut, de toute nécessité, se renfermer pendant
les heures où le soleil est très-vif, et ne pas chercher à
braver ses rayons ; le repos, pris dans un endroit frais,
répare les forces et est très-salutaire. Il en est de même
du sommeil de la nuit, qui est très-important pour les
nouveaux venus ; ils doivent coucher sur des lits de crin
ou de feuillage desséché, ou encore dans des espèces de
hamacs à la manière anglaise. Le sommeil est favorisé
par des bains froids pris le soir, lesquels enlèvent au
corps une portion de son calorique et lui donnent ce
bien-être qui dispose à la somnolence. Enfin celui qui
habite nouvellement un pays chaud doit éviter avec soin
toute espèce d'excès ; jamais il ne doit oublier que les
nouvelles conditions dans lesquelles il se trouve le tien-

nent constamment sur la limite de la maladie, et qu'il dépend presque toujours de sa sagesse de pouvoir l'éviter.

L'acclimatement dans les pays froids est en quelque sorte plus facile, il est d'ailleurs plus favorable à la santé. Dans le nord on acquiert plus de force, l'appétit est plus actif, les digestions s'opèrent mieux, les fonctions des organes respiratoires s'exécutent plus amplement, et stimulé par un air plus pur le sang augmente en richesse et en vitalité, tout l'organisme enfin s'équilibre d'une façon plus solide. On sait que c'est dans les pays froids où s'observent les plus nombreux exemples de longévité.

Le passage des pays chauds dans les pays froids, ou même des pays tempérés dans les derniers, nécessite certaines précautions et un régime particulier qu'il ne faut pas négliger. Ainsi que nous l'avons dit à propos de l'acclimatement des pays chauds, il est important d'arriver dans la saison la plus favorable, c'est-à-dire à l'époque où commence le printemps dans le pays où l'on va habiter. Si le voyageur était prédisposé aux maladies des poumons, et particulièrement à la phthisie pulmonaire, il devrait s'abstenir et ne pas quitter son pays. Quant aux soins hygiéniques à employer, les uns sont indiqués par le simple bon sens, les autres sont nécessairement différents de ceux que nous avons formulés pour le climat opposé, et il est évident que l'habitation et le costume devront être en harmonie avec ce qui est généralement préféré dans la nouvelle localité que l'on habite.

La nourriture ne doit pas être immédiatement modifiée, il faut que celui qui cherche à s'acclimater résiste à l'appétit qui ne tarde pas à se manifester, qu'il se nourrisse de préférence avec des aliments végétaux ou autres peu nutritifs jusqu'à ce qu'un plus long séjour lui permette de modifier son régime et de le mettre en harmonie avec celui des indigènes. S'il négligeait ces soins indispensables, sa santé pourrait en souffrir cruellement.

Les précautions contre le froid devront être prises de diverses façons. Une douce température devra régner dans l'habitation, et à l'usage des vêtements chauds et suffisamment épais il sera bon d'ajouter celui des bains de vapeur; il est nécessaire que la peau, qui était habituée à fonctionner avec activité, soit de temps à autre le siége d'une transpiration abondante. Enfin l'acclimatement dans un pays froid est généralement chose assez simple, puisqu'il est plus facile de se préserver contre l'abaissement de la température que de lutter avec avantage contre son élévation.

L'acclimatement dans les pays tempérés ne peut offrir de règles particulières; elles rentrent nécessairement dans celles que nous avons indiquées pour les températures extrêmes, car le climat tempéré devient le pays chaud de l'habitant du Nord comme il est le pays froid de celui qui quitte les régions équatoriales; ils ont donc, l'un et l'autre, à suivre les préceptes que nous avons tracés.

Telle est l'influence des climats sur l'organisation de l'homme, influence que nous avons examinée d'une manière générale, car il nous resterait encore à envisager dans chaque climat, celles qui résultent du voisinage des eaux courantes ou des eaux stagnantes, celles qui sont inhérentes au sol que l'on habite et celles qui sont relatives à la hauteur de la localité au-dessus ou au-dessous du niveau de la mer, etc. Ces recherches nous entraîneraient trop loin, et nous obligeraient à une foule de détails qui nous éloigneraient de notre but.

Mais quelles que soient les précautions hygiéniques dont celui qui change de climat doit être entouré, il ne faut pas oublier de le préserver de la *nostalgie*, c'est-à-dire de cette tristesse, de ce mal du pays, comme on l'appelle, qui enveloppe souvent si cruellement celui qui est loin de sa patrie et qui le prédispose aux maladies les plus graves. Contre un pareil mal, on le sent bien, il n'y a que les influences morales qui puissent lutter et avoir quelque chance de triomphe.

TROISIÈME LEÇON.

Influence de l'air atmosphérique et de ses vicissitudes sur la santé des hommes. — Des grands modificateurs atmosphériques. — Du rôle de l'électricité. — Les effets de la foudre. — Peut-on se soustraire aux influences électriques? — De la lumière. — Son action sur la constitution des êtres organisés. — Sa puissance sur la coloration de la peau. — Dangers d'une lumière intense, maladies qu'elle détermine. — Moyens de s'en préserver. — Action sur l'homme malade.

Les vicissitudes incessantes que subit l'atmosphère influent considérablement sur la santé des hommes, et l'on peut affirmer qu'elles sont une des causes les plus puissantes, peut-être la plus importante, parmi celles qui déterminent nos maladies. L'homme est soumis, pendant toute la durée de son existence, aux influences de la masse d'air dont il est entouré, et cet air a une telle action sur son organisation, que non-seulement il peut à chaque instant troubler sa santé, mais qu'il est également efficace pour la fortifier ou la rétablir.

Un auteur, qui ne manquait pas de mérite, a déjà dit : « Tel air, tel sang. » (Ramazzini, *De constitutione, anni*

1691.) Ces quelques mots renferment une grande vérité et toute une théorie de la puissance de l'air sur la composition chimique du sang. En effet, le sang se présentant constamment au contact de l'air, dans les poumons, en reçoit de telles modifications, que lorsqu'il parcourt tous les vaisseaux de l'arbre circulatoire, il transmet en même temps aux différents organes les principes salutaires ou pernicieux que cet air renferme. L'étude de l'air atmosphérique, et des vicissitudes qu'il peut présenter, constitue donc l'une des parties les plus importantes de l'hygiène.

Lorsqu'il est question de l'atmosphère, et de ses rapports avec la santé, la première pensée qui se présente naturellement est celle de sa température. Certes, cet élément joue un très-grand rôle dans la question qui nous occupe, mais il est loin d'être unique. En outre du calorique qu'il contient, l'air agit encore sur les êtres organisés par l'électricité, la lumière, l'humidité, par sa pression, et enfin par sa composition chimique. Ce sont ces différents modificateurs atmosphériques qui, par leur qualité, leur quantité, et la manière dont ils se composent, constituent ces grands changements annuels auxquels on donne le nom de saisons, et aussi ces vicissitudes qui ont tant d'empire sur la santé. Connaître l'influence de ces grands modificateurs, c'est connaître par conséquent celle des vicissitudes atmosphériques.

L'*électricité*, répandue dans l'atmosphère, joue un rôle très-important sur les phénomènes de la vie. Souvent ses résultats passent inaperçus; mais, dans d'autres circonstances, ses effets sont très-marqués; c'est ainsi que dans les temps d'orages, beaucoup de personnes, surtout celles qui ont un tempérament nervoso-sanguin, éprouvent un malaise plus ou moins général, se plaignent du mal de tête, ressentent des douleurs dans les poignets et dans les autres articulations. Les malades voient leurs souffrances augmenter par la même cause, mais, par contre, beaucoup de maladies peuvent être améliorées ou guéries, en employant l'électricité que l'on développe par des moyens artificiels.

Tout le monde connaît les effets extraordinaires de la foudre, et l'on sait que les individus qui en sont frappés peuvent éprouver des choses très-différentes. L'électricité, ainsi accumulée, désorganise les corps vivants aussi bien que les corps inertes; toutefois les premiers ne sont lésés dans leurs fonctions qu'en proportion de l'importance des organes endommagés. Quelquefois il n'en résulte qu'une déchirure de la peau, une brûlure plus ou moins étendue, mais si les centres nerveux sont atteints, la paralysie ou la mort en sont souvent la conséquence. On a vu des cas dans lesquels la foudre a perforé le crâne comme s'il l'eût été par un instrument aigu, et la lésion du cerveau était alors facile à vérifier; dans d'autres circonstances, les recherches les plus minutieuses n'amènent aucun résultat, on ne trouve aucune altération du tissu nerveux, et cependant la mort a été produite avec une rapidité extraordinaire. La modification qui s'opère dans les organes, pendant ce court moment, est encore inconnue; diverses théories ont été émises, mais aucune ne rend un compte suffisant de ce terrible phénomène.

Est-il possible de se garantir de l'action de l'électricité? Non, c'est une influence occulte qui agit malgré nous sur notre organisation, et contre laquelle nous ne pouvons guère nous prémunir. Dans les circonstances ordinaires, cette influence passe, au reste, inaperçue et agit à notre insu ; il est même évident qu'elle est nécessaire ; mais lors des perturbations électriques de l'atmosphère, dans les temps d'orage, c'est une force qui nous opprime et à laquelle nous ne pouvons opposer aucune espèce de défense.

Le danger que nous fait courir la foudre peut être, jusqu'à un certain point, conjuré, et l'on a donné assez souvent le conseil d'éviter, pendant l'orage, de s'abriter sous les arbres élevés, au pied des grands édifices, et de s'éloigner des courants d'air pour que nous nous dispensions d'y revenir. Lorsque les accidents sont produits, et que la vie a cependant été épargnée, l'art médical peut, dans beaucoup de cas, secourir efficacement celui qui a été frappé. C'est ainsi que les congestions pulmonaires ou cérébrales sont guéries par des saignées et autres moyens appropriés, que les brûlures et les plaies sont pansées et soignées selon la méthode qui leur est applicable.

La *lumière* mérite une large part de notre attention, car elle a sur l'homme une puissance considérable. Il y aurait un ouvrage immense à faire, si l'on voulait traiter à fond de l'influence de la lumière sur notre organisation, et les conclusions physiologiques et philosophiques auxquelles on arriverait seraient du plus grand intérêt.

On peut affirmer que la lumière est indispensable à

l'existence de tous les êtres organisés. Les plantes comme les animaux en ont le plus grand besoin, et c'est à peine si quelques mousses se rencontrent dans les cavités profondes où ne pénètrent pas les rayons lumineux. De même que les plantes qui sont soustraites à l'action de la lumière s'étiolent, se décolorent et dégénèrent; de même les hommes et les animaux, qui n'éprouvent pas cette influence bienfaisante dépérissent et deviennent rapidement malades. Les mineurs, les prisonniers enfermés dans les cachots, les ouvriers qui travaillent dans des endroits ténébreux portent sur leur visage le triste cachet de leur vie souterraine. C'est aussi pour la même cause qu'une partie des habitants les plus malheureux des grandes villes, logés dans des endroits obscurs, éclairés par de petites fenêtres qui s'ouvrent sur des cours étroites, sont blêmes, rachitiques, scrofuleux, et souvent phthisiques. Dans beaucoup de circonstances, il ne leur est pas possible de faire autrement, mais un grand nombre d'entre eux pourrait modifier les conditions hygiéniques dans lesquels il se trouve. Malheureusement l'avantage qui résulte de l'action de la lumière est encore ignoré par beaucoup d'êtres, auxquels il ne manque pas cependant une certaine intelligence. Les femmes du monde, elles-mêmes, habituées à faire du jour la nuit, et de la nuit le jour, conviendraient difficilement que la pâleur dont elles sont atteintes, que les migraines et les affections nerveuses qui les affligent, ne leur sont acquises que parce qu'elles évitent avec soin les rayons du soleil. En vain s'exposent-elles pendant les fêtes de nuit aux clartés de mille bougies étincelantes, la lumière artificielle ne peut jamais remplacer la lumière naturelle, et leur peau molle et blanche, leurs chairs bouffies, sont la condamnation évidente de l'existence déraisonnable qu'elles mènent.

Ainsi d'une part, tous ceux qui, par profession ou par habitude, vivent dans des endroits mal éclairés, doivent faire tous leurs efforts pour améliorer leur situation, et se placer dans des conditions hygiéniques opposées. Les persuader de l'importance que l'on doit attacher à cette règle, leur faire comprendre qu'il y va de la santé et de la vie de leur famille et d'eux-mêmes, est un devoir pour tous les hommes que l'éducation ou l'intelligence ont mis à même de juger cette question.

D'autre part, les dames du grand monde, entraînées par le tourbillon des plaisirs, se couchant quand le plus grand nombre des gens laborieux se lève, et se levant dans un demi-jour, lorsque quelques heures seulement séparent encore le jour de la nuit, devraient être convaincues que la santé est incompatible avec un pareil genre de vie. Qu'elles sachent bien que si elles mettent au monde des êtres chétifs et rabougris, la faute n'en est qu'à elles-mêmes, et que si la jeune génération des grandes villes tourne au crétinisme, elles seules en sont coupables.

Non seulement l'exposition aux rayons du soleil favorise la santé et assure l'existence, mais elle a sur l'organe de la vue et sur la peau une action très-importante. Ainsi que nous le disions tout à l'heure, les personnes qui sont habituellement privées des rayons du soleil ont une pâleur remarquable ; par contre, les habitants des campagnes, et surtout les moissonneurs, ainsi que tous ceux qui travaillent dans les champs, ont une coloration rouge et quelquefois basanée de la peau de la face, du cou et des mains. Plus on se rapproche de l'équateur, plus cette coloration est manifeste chez les différents peuples du globe jusqu'à ce que la couleur de la peau, après avoir passé par les différentes nuances qui s'éloignent du blanc, se présente tout à fait noire. Il est vrai que si dans quelques-unes de ces contrées qui sont inondées de lumière, les habitants ne sont pas complétement nègres, cela tient à ce que d'autres conditions atmosphériques viennent modifier l'influence du soleil ; telle est la présence de certains vents, le voisinage de la mer qui produit des courants d'air et une grande évaporation d'eau, l'ombrage des bois. On remarque, au contraire, que les habitants des grandes plaines découvertes sont parfaitement noirs.

Ce ne sont pas seulement les indigènes qui subissent l'influence de ce ciel lumineux, les Européens qui habitent longtemps ces contrées finissent par être très-fortement colorés, et nous en constatons la preuve évidente dans notre armée d'Afrique. Nous avons vu tout récemment un capitaine de cavalerie, auquel un séjour de douze années en Algérie a donné un teint si fortement basané que quatre années passées en France n'ont pu modifier encore la couleur de la peau ; il est vrai qu'il remplissait en Afrique les fonctions de capitaine instructeur, ce qui l'obligeait à être exposé chaque jour, pendant plusieurs heures, aux rayons du soleil.

Une lumière excessive et dont l'intensité est toute

nouvelle pour celui qui la reçoit peut déterminer diverses maladies de la peau. Le moindre de ces désordres est cette coloration partielle, connue sous le nom de *taches de rousseur*; les personnes à peau fine et blanche y sont particulièrement prédisposées. Ces taches sont persistantes, résistent aux diverses applications qui ont pour but de les détruire, et ne disparaissent qu'avec le temps et surtout le changement de saison.

Un autre accident assez commun chez les individus qui ne sont pas habitués aux rayons du soleil et qui s'y trouvent subitement exposés, est ce qu'on appelle vulgairement *coup de soleil*. C'est une inflammation de la peau qui est caractérisée par de la rougeur et du gonflement, et qui occupe ordinairement une surface plus ou moins considérable, laquelle tranche très-visiblement sur la peau saine. Cette maladie est évidemment produite par la lumière solaire, à laquelle une certaine portion de calorique unit son action pour la produire. Elle guérit d'elle-même en quelques jours et se termine par la chute de l'épiderme; des lotions d'eau de sureau et des bains de pieds sinapisés favorisent la guérison.

Mais d'autres affections de la peau peuvent se produire par la même cause, des éruptions graves peuvent survenir, l'érysipèle de la face et du cuir chevelu se développer. Sous la même influence apparaissent encore divers accidents cérébraux très-sérieux : telles sont de vives douleurs de tête, des apoplexies, des inflammations cérébrales, des aliénations mentales, etc., etc, On voit même quelquefois la mort se produire instantanément, et chaque année ces événements se renouvellent, soit chez les moissonneurs, soit parmi les soldats qui font des marches forcées.

En présence de tous ces dangers, on ne doit pas négliger les moyens de s'en préserver. Le premier et le plus sûr est d'éviter l'exposition au soleil lorsque sa lumière est très-intense, et lorsque, dans nos contrées, il darde perpendiculairement ses rayons vers le milieu de la journée. Il est encore utile d'abriter la tête et les épaules, soit avec un large chapeau de paille, soit au moyen d'autres coiffures, ainsi que le font les Arabes et les autres peuples qui se trouvent dans les mêmes conditions. Les substances légères et poreuses doivent toujours être préférées afin que leur poids ne soit pas incommode, et parce que l'évaporation de la sueur est alors plus facile. Les couleurs claires, et surtout la couleur blanche, sont plus avantageuses que les autres ; nous avons déjà signalé ce fait à propos de l'influence des climats. Enfin, lorsque la nécessité oblige un individu à modifier ses habitudes et à subir fréquemment l'action des rayons solaires, il doit avoir soin de s'y habituer graduellement, ne s'y exposant d'abord chaque jour que très-peu de temps, afin d'arriver sans danger à supporter cette influence et à braver les conséquences qui peuvent en résulter.

Mais puisque la lumière agit avec autant d'intensité sur l'homme sain, et qu'elle détermine si facilement l'inflammation des centres nerveux, n'est-il pas raisonnable de soustraire l'homme malade à sa puissance ? En effet, dans beaucoup de circonstances, non-seulement la lumière vive est malfaisante, mais la lumière diffuse, le jour lui-même est dangereux pour l'être souffrant. C'est ainsi que dans la plupart des maladies cérébrales, dans les fièvres graves, dans les affections des yeux, on se trouve bien de placer les malades dans une demi-obscurité.

QUATRIÈME LEÇON.

Influence de la lumière sur l'organe de la vue. — Lumière artificielle, éclatante ou insuffisante. — Lumière naturelle directe et lumière réfléchie, précautions à prendre. — De la température. — Moyens naturels de résistance à la chaleur et au froid. — Source principale de la chaleur du corps. — Mécanisme de la résistance aux températures extrêmes. — Moyens de lutter contre une température très-basse, dangers à éviter. — Régime convenable dans une température élevée, soins importants. — Les enfants en présence des variations atmosphériques.

Examinons maintenant les dangers que fait courir, dans certains cas, la lumière à l'organe de la vue.

Ici l'action de cet agent est beaucoup plus énergique et cela se conçoit, puisqu'il est l'excitant naturel de l'œil. Aussi tandis que la lumière artificielle, ainsi que nous l'avons dit, ne produit aucun effet appréciable sur la peau, elle suffit au contraire pour agir avec énergie sur l'appareil de la vision. Les individus qui sont obligés de travailler à une lumière éclatante, comme les verriers, les fondeurs, etc., sont exposés à perdre la vue de très-bonne heure ; il en est de même de ceux qui fixent des objets très-petits à une vive lumière, tels que les horlogers, les joailliers, etc. Si ce genre de travail est trop persistant, si de nombreux moments de repos ne viennent pas le suspendre, des maladies graves des yeux peuvent en être la conséquence. Une foule de professions courent les dangers que nous venons de signaler : suivant M. Chevallier, la vue des compositeurs d'imprimerie finirait souvent par être compromise à cause du brillant des caractères neufs ; mais il est probable que dans ce cas l'excès du travail des yeux, et la nécessité de fixer pendant de longues journées, avec la plus grande attention, des objets très-petits, suffisent seuls pour altérer et user la vue.

Les personnes qui travaillent dans un jour insuffisant voient aussi leur vue s'affaiblir par un autre mécanisme. Celles qui sont obligées de fixer constamment des surfaces blanches qui reflètent la lumière, ou des corps complétement noirs qui l'absorbent et obligent les yeux à faire un effort, sont également dans de mauvaises conditions pour conserver longtemps l'intégrité de la vue. Mais un danger réel résulte toujours du passage rapide de l'obscurité ou même d'un jour terne à une lumière éclatante, et l'on sait que la lumière brillante de l'éclair a quelquefois rendu immédiatement aveugles des individus dont les yeux étaient auparavant dans un état parfait d'intégrité.

Lorsque la lumière du soleil est très-intense, et lorsque les yeux sont obligés d'en soutenir l'éclat pendant un temps un peu long, ces organes peuvent éprouver de graves lésions dans leurs fonctions. La lumière reflétée aussi bien que celle qui arrive directement produisent le même résultat. Ainsi, l'on voit les surfaces blanches des murailles exposées au soleil, les plaines sablonneuses dans certains pays, et la lumière réfléchie par la neige déterminer la cécité. L'histoire grecque nous apprend que, lors de la retraite de Xénophon, à travers les montagnes de l'Arménie couvertes de neige, un grand nombre de ses soldats perdirent la vue, et les relations des voyageurs nous offrent beaucoup d'exemples analogues. Il est donc important, en pareil cas, de se prémunir contre le danger que nous signalons; le meilleur moyen d'y parvenir est d'interposer entre les yeux et les objets qu'ils doivent fixer, des verres légèrement colorés en vert ou en bleu, et ceux qui, par profession, sont fréquemment exposés à une vive lumière doivent employer constamment cette précaution.

La *température* tient, parmi les modifications atmosphériques, un rang aussi important que la lumière, et l'étude de la première doit être d'autant mieux rapprochée de celle de la seconde, que dans beaucoup de circonstances, c'est par une action commune qu'elles agissent sur le corps de l'homme.

L'élévation de la température atmosphérique produit, comme on le sait, la sensation de la *chaleur*, et de son abaissement résulte celle du *froid*. Toutefois, cette sensation est subordonnée à l'état de la chaleur naturelle du corps, à la constitution de l'individu, à l'âge, au sexe et même aux habitudes qu'il a contractées. Ainsi, les constitutions vigoureuses sont moins aisément influencées par la température que les constitutions faibles ; les enfants et les vieillards sont plus sensibles à son action que les adultes, et les femmes y sont plus impressionnables que les hommes.

L'habitude de vivre dans tel ou tel climat est une des causes les plus importantes qui permettent à l'homme de résister à la chaleur ou au froid auxquels il est habitué depuis longues années ; ainsi tel degré qui semble brûlant pour les Européens, paraît naturel aux habitants du Sénégal. Mais il n'est pas besoin, au reste, d'aller chercher des exemples dans des climats lointains, car les vicissitudes atmosphériques, qui sont fréquentes sous notre ciel, nous font assez sentir que si nous passions tout à coup de la température du mois de janvier à celle qui règne habituellement en juin, nous aurions une très-grande peine à la supporter.

L'homme est doué par lui-même d'une certaine caloricité qui lui permet de résister aux variations extérieures. Cette caloricité intérieure, qui varie très-peu et qui est presque indépendante du milieu dans lequel il se trouve, porte la température du corps humain à environ 37 degrés centigrades ; celle des enfants s'élève jusqu'à 39 degrés, tandis que chez les vieillards elle est plus basse que chez les adultes. La source principale de cette chaleur a son siége dans l'acte de la respiration, aussi la calorification est-elle toujours proportionnée à l'énergie des fonctions respiratoires ; on conçoit dès lors quelles sont les conditions qui permettent à l'homme de résister plus ou moins avantageusement à l'action de la chaleur et du froid.

On a vu des individus résister quelques instants dans des étuves sèches à une température de plus de cent degrés, et dans certaines contrées, le thermomètre atteint parfois près de quarante-cinq degrés centigrades qui sont très-bien supportés par les habitants. Cette résistance s'explique parfaitement par l'évaporation continuelle qui se fait à la peau et dans les canaux respiratoires, et l'on connaît en effet cette loi de la physique par laquelle l'eau ne peut se réduire en vapeur que par l'absorption d'une très-grande quantité de calorique. C'est donc par ce mécanisme que le corps est débarrassé du calorique extérieur qui vient l'opprimer.

La résistance au froid augmente en proportion de l'abaissement de la température, car le pouvoir calorifique ayant, ainsi que nous l'avons dit, sa source principale dans la respiration, cette fonction accroît son énergie et le poumon absorbe beaucoup plus d'air pendant l'hiver que pendant l'été. On a vu des navigateurs endurer des froids de près de cinquante degrés centigrades au-dessous de zéro. Mais lorsque l'homme est exposé à un froid considérable, il est obligé, pour résister à ce froid et exagérer les fonctions respiratoires, de multiplier ses mouvements et de ne pas se laisser aller au sommeil. C'est par suite d'une conduite opposée et sous l'influence de la fatigue que beaucoup de nos braves soldats ont péri pendant la retraite de Russie.

La manière dont sont disposés les vêtements, l'espèce de tissu qui les forme, ont, comme nous le verrons plus tard, une grande part dans les moyens de protection contre le froid; toutefois, ces ressources sont insuffisantes et ne viennent qu'en seconde ligne après celles que nous avons indiquées et que l'individu puise dans sa propre organisation.

Ainsi que nous l'avons vu, l'homme possède en lui les moyens de résister aux températures extrêmes, il est puissant contre la chaleur et contre le froid, mais il se trouve presque sans défense en présence des variations brusques de l'atmosphère. En effet, la résistance a peine à s'organiser tout à coup, et l'organisme est pour ainsi dire surpris par la température nouvelle, de là la cause d'une foule de maladies.

Néanmoins, on peut, au moyen de certaines précautions, lutter avec avantage contre les vicissitudes qui nous occupent ici ; c'est ainsi que le régime alimentaire a une très-grande influence et modifie puissamment l'action de la température. Lorsqu'il s'agit de résister au froid, les repas doivent être plus copieux, les mets plus abondants ; les liqueurs stimulantes et alcooliques peuvent être prises en petite quantité et sont plus avantageuses pour calmer la soif que l'eau glacée ou la neige dont usent quelquefois les armées en campagne ou les voyageurs. Ces dernières substances enlèvent alors une portion du calorique qui doit être précieusement ménagée. Le repos est, ainsi que nous l'avons dit, la source d'un grave danger, et l'on doit résister au sommeil qui surprend et poursuit celui qui séjourne au milieu des glaces et des neiges. Il est également très-important de ne pas exposer à un feu vif telle portion du corps qui vient de souffrir d'un froid très-intense ; la chaleur doit être employée très-graduellement ; on a souvent vu la gangrène survenir en suivant une conduite opposée. Il est même dangereux, après avoir subi un froid considérable, de séjourner dans une pièce très-chaude, des douleurs vives des membres, des fourmillements, des congestions cérébrales et autres accidents peuvent en être la conséquence.

On peut lutter contre la chaleur en employant d'abord une partie des précautions indiquées précédemment contre la lumière excessive, puisque le mode d'action de ces deux agents a beaucoup d'analogie. Puis on oppose avec avantage à ses effets un régime peu substantiel, plutôt végétal qu'animal, en faisant usage de boissons légèrement acidules, telles que des limonades au citron et évitant les alcooliques qui sont alors très-pernicieux. Le repos, pendant l'extrême chaleur du jour, modère la transpiration cutanée et empêche la déperdition des forces. Les boissons chaudes, en même temps qu'elles débiliteraient l'estomac, seraient fort peu agréables, mais il faut éviter avec le plus grand soin les boissons très-froides qui peuvent déterminer des inflammations internes de la plus grande gravité.

Lorsque l'on emploie le froid sous quelque forme que ce soit, soit intérieurement, soit extérieurement, dans le but de diminuer le calorique dont on est accablé, on doit le faire avec des précautions très-minutieuses, afin qu'il n'en résulte aucun accident. Il n'est personne qui ne connaisse le danger auquel nous expose un courant d'air froid pendant les chaleurs de l'été, ou celui qui peut résulter de l'ingestion d'un verre d'eau glacée. C'est donc une faute grave contre les lois de l'hygiène que d'abuser de ces glaces et sorbets dont beaucoup de gens sont si friands ; et si nous ne voyons pas plus de maladies en résulter, c'est parce que le plus grand nombre de ceux qui en usent les prennent le soir, lorsque la température a déjà subi un abaissement très-marqué. Nous connaissons un médecin qui a toujours soin, pendant les chaleurs de l'été, d'exposer durant quelque temps au soleil l'eau qu'il doit mélanger au vin pendant ses repas. Nous ne saurions trop louer et recommander cet exemple, et nous sommes convaincus que si la même prudence était plus générale, une foule de maladies ne se produiraient pas. Lors des terribles épidémies du choléra qui eurent lieu en 1832 et en 1849, un grand nombre de cas ont été produits pour avoir bravé les lois hygiéniques que nous citons ici.

Doit-on, d'après tout ce que nous avons dit du danger des variations subites de la température, élever les enfants ainsi que le font certains philosophes qui prétendent les endurcir contre les intempéries des saisons, en négligeant complétement les précautions que l'hygiène réclame ? Non assurément, les enfants d'une forte constitution ont seuls le privilége de survivre à ces habitudes presque sauvages, et dès lors il devient presque superflu de les endurcir contre la chaleur et le froid puisqu'ils sont bien organisés pour y résister. Quant aux faibles ils sont destinés à succomber par un pareil régime, aussi faut-il toujours prendre un moyen terme, ce qui est plus raisonnable. Il ne faut pas élever les enfants avec trop de précautions, lesquelles finiraient par les rendre très-impressionnables à l'action des modifications atmosphériques, mais il est cependant très-important de les préserver contre les grandes variations de la température.

CINQUIÈME LEÇON.

De l'humidité de l'atmosphère. — Effets de l'air humide et chaud. — Effets de l'air humide et froid. — Moyens de se soustraire à l'influence de la chaleur humide. — Moyens de combattre l'influence du froid humide. — Importance du mode de vêtement. — De l'usage de la flanelle. — De l'alimentation dans les temps humides. — Forces musculaires et intelligence.

« Quant aux constitutions de l'année, a dit Hippocrate, les temps secs sont, en général, plus salubres et causent moins de mortalités que les temps pluvieux. »

L'humidité de l'air a effectivement une influence considérable sur toutes nos fonctions, et elle peut être placée au premier rang parmi les modificateurs atmosphériques dont nous subissons constamment l'influence. L'air, quelque sec qu'il nous paraisse, contient toujours une certaine proportion de vapeur d'eau, ce qui est facilement démontré par les instruments nommés hygromètres, dont les physiciens se servent pour mesurer le degré d'humidité de l'atmosphère ; mais c'est surtout par sa combinaison avec le calorique que l'humidité a un puissant empire sur le jeu de nos organes, ce qui fait que l'air humide et chaud a une action différente de celle de l'air humide et froid.

Lorsque *l'air est humide et chaud*, nous le supportons difficilement, il semble qu'il nous accable de son poids, tandis qu'en réalité nous sommes gênés par la vapeur aqueuse qui sature l'atmosphère, et qui par sa présence a diminué la quantité d'air respirable. Lorsque l'on subit l'influence que nous signalons, l'oppression des forces s'étend aux diverses fonctions de l'organisme et produit la faiblesse et la lenteur de la circulation du sang, la diminution de l'appétit, une modification dans les digestions qui deviennent plus laborieuses; la force musculaire est considérablement diminuée, les facultés intellectuelles elles-mêmes sont affaiblies.

Des phénomènes qui peuvent s'apprécier, en quelque sorte matériellement, sont également produits par l'air humide et chaud ; ainsi, tandis que l'évaporation pulmonaire diminue, la sueur s'accumule à la surface de la peau, et sa vaporisation trouvant un obstacle incessant dans l'humidité qui l'environne, elle ruisselle et semble gonfler les tissus. En revanche la sécrétion des urines est activée, mais cette voie ne suffit pas à débarrasser l'organisme, et le poids du corps se trouve momentanément augmenté.

L'air humide et froid opprime aussi tous les actes fonctionnels de la vie, mais d'une façon un peu différente que celle de l'air chaud et humide. Il détermine en outre une véritable souffrance, et la soustraction du calorique est beaucoup plus pénible par un temps humide que par un temps sec ; ainsi, telle personne qui n'est que légèrement incommodée par le froid à la température de un ou deux degrés centigrades au-dessus de zéro, éprouve une sensation pénible à sept ou huit degrés, lorsque l'atmosphère est saturée par l'humidité. Il semble que l'air humide se glissant entre les vêtements et la peau, va porter le froid sur toutes les régions du corps ; le froid, comme on le dit alors, est *pénétrant*. Aussi est-ce sous l'empire des constitutions atmosphériques que nous signalons, que l'on voit surgir les rhumes, les catarrhes, les embarras gastriques, les rhumatismes et même les pleurésies et les inflammations du poumon, ainsi qu'une foule d'autres maladies.

De même que sous l'influence de l'air chaud et humide les fonctions digestives sont altérées, de même la circulation diminue d'activité et la respiration devient plus pénible, mais la force musculaire est moins affaissée, ce qui tient à ce que, dans le premier cas, elle subissait l'influence du calorique. L'intelligence ne semble pas notablement modifiée, une sorte de souffrance causée par l'impression de l'air ambiant sur la peau pourrait tout au plus diminuer son énergie et son originalité individuelle.

L'action la plus facile à constater, la plus visible en quelque sorte, est l'absence de toute transpiraton de la peau. A peine cette membrane exerce-t-elle une perspiration très-faible et non apparente. L'évaporation pulmonaire est très-peu considérable, et ce sont encore les organes de la sécrétion urinaire qui sont chargés de suppléer au manque d'énergie des autres fonctions.

Lorsque l'on connaît l'action de l'humidité sur les fonctions de l'organisme, lorsque l'on peut se rendre compte de l'altération des forces opprimées par l'air chaud ou froid chargé de vapeurs humides, on possède déjà les moyens de combattre ces funestes effets; car s'il est très-difficile de se soustraire complétement à l'influence atmosphérique dans laquelle on vit, on peut au moins, à l'aide de certaines précautions, en atténuer considérablement les effets.

L'air que nous respirons dans nos habitations est susceptible de recevoir certaines modifications qui en changent la qualité. Ainsi lorsqu'il est chaud et humide on peut souvent établir des courants qui, au moyen du renouvellement continuel de l'air, font pénétrer dans les appartements une plus grande quantité d'air respirable; dans un temps donné, on a été entouré d'une plus grande quantité de vapeur d'eau, mais les poumons ont pu absorber beaucoup plus d'oxygène. Il n'est pas nécessaire pour cela de se placer au milieu des courants d'air, ce serait, comme nous le verrons plus tard, une grave imprudence.

Mais au lieu d'avoir à déplacer un air humide et chaud, il s'agit souvent de remplacer un air froid et chargé d'humidité. Dans ce cas l'importance est encore plus grande, car c'est le dernier surtout qui est le plus fatal à l'organisme, et il est indispensable au jeu régulier des fonctions de ne pas subir trop longtemps son action débilitante. Nous pourrions, pour en rendre la preuve plus palpable, indiquer des contrées entières dont les habitants, sans cesse enveloppés d'un épais brouillard, ont acquis une constitution spéciale, qui se transmet des parents aux enfants et de ceux-ci à leurs descendants, et les prédispose aux engorgements des viscères, à l'hydropisie, au scorbut, aux affections rhumatismales, catarrhales, etc. De cette modification complète en résultent nécessairement d'autres ; les formes extérieures perdent leur précision et leur élégance, et les qualités intellectuelles finissent par éprouver des changements très-appréciables.

Les grandes influences climatériques dont nous venons de parler ne s'exercent pas, il est vrai, à l'occasion des simples vicissitudes de l'atmosphère, et ne sont pas produites par l'air que nous respirons dans nos appartements, lorsque ces vicissitudes surviennent. Mais de ce que l'action est passagère, elle n'en est pas moins pernicieuse, et l'on doit s'efforcer de la combattre. Il faut donc, lorsque nous sommes entourés d'un air humide et froid, chauffer les pièces d'habitation jusqu'à ce que l'air y ait acquis une température modérée, afin que le calorique, en dilatant l'air ambiant, lui rende son élasticité et le dégage des vapeurs humides dont il est saturé. Le chauffage a en outre l'avantage, lorsqu'il est bien organisé, de faire un *appel* incessant à l'air extérieur et de renouveler ainsi l'air vicié par la respiration et les autres causes de son altération. Chauffer les appartements par un temps humide et froid est donc chose plus importante pour la santé que de les chauffer par un froid sec, lors même que la température serait beaucoup moins basse dans le premier cas que dans le second.

Après les précautions indiquées pour modifier les

qualités de l'air qui nous entoure, il est bon d'en mettre plusieurs autres en usage si l'on veut augmenter les chances que l'on a de se soustraire à l'action débilitante de l'humidité. La manière dont on est vêtu, par exemple, occupe le premier rang parmi les moyens préservatifs : c'est ainsi que les flanelles douces et molles, dont le tissu est très-lâche, sont excessivement précieuses pour couvrir la peau dans les temps froids et humides. Appliquées directement sur la membrane tégumentaire, elles y représentent pour le corps une seconde enveloppe, dont la présence protectrice le défend incessamment contre le froid humide, l'un de ses plus cruels ennemis. A l'abri de ce moelleux vêtement emprunté par le génie de l'homme aux dépouilles des animaux, la peau fonctionne avec plus de facilité, et si le tissu n'est pas trop serré la transpiration cutanée s'exerce suffisamment pour équilibrer les autres fonctions et empêcher que certains appareils d'organes n'acquièrent une activité qui favorise leurs maladies. Tout le monde sait que les médecins trouvent dans beaucoup de cas un puissant auxiliaire dans l'usage de la flanelle, qui a même fini par être désignée dans le commerce par le nom de *flanelle de santé*.

Doit-on employer le même moyen contre la chaleur humide, et est-il avantageux, comme on le croit assez généralement, de porter de la flanelle par les temps chauds et humides ?

Non, nous le déclarons ici hautement afin de combattre un préjugé qui s'est élevé à la hauteur d'une croyance hygiénique, la flanelle est plus nuisible qu'utile lorsque l'atmosphère est chaude et saturée d'humidité. N'avons-nous pas dit au commencement de cette leçon que, dans les circonstances atmosphériques que nous signalons, la sueur s'agglomère sur la peau et qu'elle est empêchée de se vaporiser à cause de l'humidité de l'air qui l'enveloppe ? Eh bien, si à ce puissant obstacle vous en ajoutez un autre ; si non-seulement votre corps est entouré d'air humide, mais si vous le mettez en contact avec un tissu qui sera bientôt non-seulement humide mais imprégné d'eau, comment voulez-vous que la peau se débarrasse de la couche d'eau qui la couvre ?

La flanelle, dira-t-on, absorbe l'humidité de la peau. Oui, elle s'en empare et s'en sature, mais bientôt elle ne pourra plus ni la prendre ni la garder, et la sueur n'en ruissellera pas moins à la surface cutanée. Une pratique plus sage consiste à mettre au contact de la peau du linge sec et moelleux, et celui de coton est alors préférable ; ce linge permettra en partie la vaporisation du liquide, et si l'on a la précaution de le renouveler lorsqu'il est humide et d'essuyer la peau avec soin, on se trouvera dans les meilleures conditions possibles pour ne pas éprouver les fâcheux effets du froid et de l'humidité combinés.

Les fonctions digestives subissant dans les temps humides, quelle que soit la température, une notable oppression, on doit diminuer l'alimentation et choisir de préférence les aliments dont la digestion s'opère avec facilité. La nature sert, en cela, merveilleusement l'organisme, car si la faculté de digérer a perdu de sa puissance, l'appétit participe à cet abaissement d'énergie fonctionnelle et vient nous inviter à une modération salutaire.

Est-il bon dans les temps humides et froids de faire usage des alcooliques? Nous pensons que si certains tempéraments doivent en être très-sobres, que si personne même ne peut être juge dans sa propre cause et doit consulter le médecin qui lui donne habituellement des soins et sait ce qui convient à la constitution dont il est doué, beaucoup d'individus peuvent, contre cette sorte de vicissitude atmosphérique, user avec beaucoup de prudence et de modération des liqueurs alcooliques et du café noir. Sous leur influence stimulante, la circulation augmentera d'activité et les forces musculaires y gagneront.

Puisque la faiblesse musculaire est considérable lorsque l'atmosphère est chaude et humide, puisque les facultés intellectuelles sont même diminuées, il faut, si on le peut, diminuer aussi l'activité du travail physique et donner moins de labeur à l'intelligence; mais nous sommes rarement à même de régler notre travail sur l'incertitude de l'atmosphère, elle servirait d'ailleurs trop souvent d'excuse à notre paresse, et les devoirs sociaux, ceux de la famille et de la profession, sont un stimulant assez puissant pour nous faire surmonter les obstacles que les influences extérieures apportent à l'exercice de nos facultés. Dans d'autres régions, là où les conditions climatériques sont peu variables et obligent les habitants à certain genre de vie, à certaines habitudes, les mœurs et les coutumes se moulent aux exigences du climat. En France, pays d'activité, d'ini-

tiative et d'intelligence, on est habitué de bonne heure
à braver les vicissitudes atmosphériques et à déployer,
chacun dans sa sphère, un courage et une énergie qui
ne varient guère; mais on néglige trop souvent les précautions hygiéniques qui peuvent aider à surmonter les
obstacles, et une foule de gens subissent les fâcheuses
conséquences de l'humidité atmosphérique, tandis qu'il
leur serait très-facile, ainsi que nous croyons l'avoir démontré, de s'y soustraire, au moins en grande partie.

SIXIÈME LEÇON.

De la pression de l'atmosphère. — Diminution de la pression
atmosphérique. — Mal des montagnes. — Effets de la diminution brusque du poids de l'atmosphère. — Augmentation de la pression atmosphérique. — Résultats de cette
augmentation. — Préceptes hygiéniques dictés par ces études. — De la composition chimique de l'air. — Nécessité
de respirer un air pur.

L'air atmosphérique est un corps pesant dont la pression influe sur les êtres organisés. Le poids de l'air a été
parfaitement déterminé par les physiciens, qui ont calculé qu'à la température de 0 un litre d'air pèse un peu
plus d'un gramme, de sorte que les couches d'air super-
posées qui forment l'atmosphère terrestre, dont la hauteur est évaluée à quinze ou seize lieues, sont une masse
excessivement lourde pour le corps de l'homme. D'après
les calculs, la pression atmosphérique que supporte un
adulte équivaut à trente-trois mille six cents livres, et
c'est cette pression qui est représentée sur le baromètre
par une colonne de mercure de soixante-quinze centimètres de hauteur.

Beaucoup de personnes étrangères aux lois de la physique ne se doutent guère qu'elles portent un poids aussi considérable, et au premier abord, elles ne peuvent même pas en admettre la possibilité. C'est qu'aussi elles ne se rendent pas compte du mécanisme qui leur permet de résister à un pareil fardeau ; elles ne songent pas que la colonne d'air est distribuée d'une manière égale sur tous les points de la surface du corps, que les canaux respiratoires sont remplis d'air, et que des fluides élastiques et des liquides que l'air est impuissant à comprimer font équilibre à l'air extérieur.

La pression atmosphérique est loin d'être toujours même, car de nombreuses circonstances contribuent à lui faire éprouver des modifications. La température exerce sur le poids de l'air une très-grande influence, et l'on conçoit que la chaleur, en dilatant l'air, le rende plus léger, tandis que le froid, en le condensant, le rend beaucoup plus lourd ; là est donc la cause ordinaire des variations du baromètre, et c'est ainsi que le jour, la nuit, les climats, les saisons, les vents, modifient la pesanteur atmosphérique. La profondeur souterraine à laquelle on descend ou la hauteur à laquelle on s'élève, soit en ballon, soit en gravissant les hautes montagnes, permettent aussi de constater une diminution ou une augmentation notables dans la hauteur barométrique.

Toutes ces variations sont excessivement intéressantes à étudier, un attrait très-puissant est attaché à l'examen de ces curieux phénomènes, mais il nous importe surtout ici de connaître les effets de la diminution ou de l'augmentation de la pression atmosphérique sur l'organisation de l'homme.

La *diminution de la pression atmosphérique,* lorsqu'elle est peu considérable ou lorsqu'elle s'opère graduellement, n'agit que très-peu sur l'organisme : ainsi, les personnes qui passent de la plaine sur une montagne peu élevée ou celles qui habitent ces montagnes n'en éprouvent aucun malaise. Au contraire, ces dernières sont vigoureuses et agiles, douées d'une belle carnation ; leur appétit, leurs digestions, leur respiration sont énergiques, elles sont courageuses et hardies. Lorsqu'il s'agit d'une montagne élevée, les effets ne sont pas les mêmes, mais les phénomènes, dit M. de Humboldt, sont bien dissemblables, suivant l'âge, la constitution, la finesse de la peau, les efforts antérieurs de force musculaire, etc., c'est ce qui fait que les différents rapports de ceux qui ont fait des ascensions très-élevées sur les montagnes sont souvent tout à fait en opposition. Cependant, tout le monde est d'accord pour reconnaître que le plus grand nombre de ceux qui atteignent le niveau des neiges perpétuelles, quelle que soit d'ailleurs la hauteur absolue de la montagne, éprouvent des phénomènes de malaise auxquels on donne le nom de *mal des montagnes.*

Cette indisposition est caractérisée par la perte de l'appétit, une soif vive, quelquefois des vomissements ; la respiration est gênée, laborieuse ; le voyageur éprouve des vertiges, des palpitations ; le visage est parfois cyanosé, le pouls est fréquent, le sang s'échappe facilement du nez et des gencives ; le mal de tête est violent, le sommeil quelquefois irrésistible, la marche est très-pénible, et les jambes sont le siége de douleurs plus ou moins vives.

Tels sont les principaux symptômes du mal des montagnes auxquels on peut en ajouter beaucoup d'autres si l'on consulte tout ce qui a été publié sur les voyages de MM. Weber, de Humboldt, de Saussure, Bonpland, Lepileur, Martins, Boussingault, etc., etc. Nous ne ferons pas ici une description détaillée des diverses ascensions de ces expérimentateurs, de la hauteur des pics et des cimes qu'ils ont atteints et des phénomènes très-variés qui se sont manisfestés, car la constitution individuelle de chacun d'eux explique la différence des effets ressentis. Il est évident, d'ailleurs, que la pression atmosphérique n'était pas seulement la cause de tous ces symptômes ; la raréfaction de l'air, l'abaissement de la température, la fatigue de la marche, sont autant d'éléments du problème.

Lorsque la pression atmosphérique diminue *brusquement*, les effets éprouvés sont beaucoup plus évidents, et quand cela arrive quelquefois par le fait des vicissitudes de l'atmosphère, il semble que l'on est accablé par le poids de l'air, tandis que le fardeau à supporter est en réalité moins considérable ; il est positif que la pression atmosphérique qui est représentée dans le baromètre par une colonne de mercure de soixante-quinze centimètres de hauteur, est celle qui convient à notre organisation. Duhamel rapporte qu'un grand nombre de morts subites eurent lieu au mois de décembre 1747, le baromètre ayant baissé tout à coup de trente-cinq millimètres en deux jours.

Les ascensions au moyen des aérostats ont souvent servi à étudier la question qui nous occupe, mais elles ne l'ont que médiocrement éclairée ; celle de MM. Gay-Lussac et Biot, dans laquelle ces deux savants s'élevèrent à une hauteur de près de sept mille mètres, la plus considérable que l'homme ait jamais atteinte, a eu plus de résultats pour la physique proprement dite que pour l'hygiène. Après avoir décrit l'accélération de la respiration et de la circulation qui s'était manifestée, le froid vif qu'il avait ressenti, M. Gay-Lussac ajoute : « J'étais loin d'éprouver un malaise assez désagréable pour m'engager à descendre. » Cependant il avait le gosier si aride qu'il lui était pénible d'avaler du pain, et le bois de ses instruments éclatait tant la sécheresse était considérable.

L'*augmentation de la pression atmosphérique* doit nous fournir des effets très-différents de ceux que nous venons de passer en revue. On n'a pu toutefois étudier les phénomènes que par des moyens artificiels, car l'homme ne descend pas à des profondeurs assez considérables pour pouvoir en obtenir un résultat très-marqué ; on sait seulement que lors de l'élévation du baromètre, c'est-à-dire lorsque l'air devient en réalité plus lourd, on éprouve un sentiment de bien-être, que les fonctions vitales s'exécutent mieux et que l'énergie des forces musculaires est augmentée.

L'appareil inventé par le docteur Junod, et au moyen duquel on peut condenser l'air à plusieurs atmosphères, est venu apprendre aux physiologistes que lorsqu'on double la pression naturelle que supporte le corps de l'homme, on observe les phénomènes suivants : la respiration s'exécute avec une très-grande aisance, elle diminue de fréquence et la poitrine fait éprouver la sensation d'une chaleur agréable, le pouls est plein et fréquent, la digestion s'opère avec facilité, les mouvements sont plus faciles et plus énergiques, l'imagination est plus excitée et à tel point que du délire peut se manifester ; enfin, l'organe de l'ouïe ressent profondément une sensation de compression qui est souvent incommode.

Une pression beaucoup plus considérable peut être supportée sans le moindre inconvénient : en 1847, notre savant et modeste ami le docteur Payerne fit fonctionner à Paris, près du pont Royal, l'ingénieux bateau sous-marin qu'il a inventé ; nous assistions à cette expérience, et voici ce qui arriva à tous ceux qui étaient enfermés dans le bateau lorsqu'il fut plongé au fond de la Seine : M. Payerne, ayant jugé convenable de produire une compression telle de l'air intérieur, que la pression ordinaire de l'atmosphère était presque quadruplée, chacun ressentit une douleur plus ou moins vive dans les oreilles, la voix était nasonnée, et il semblait à celui qui l'écoutait qu'elle venait de loin. Lorsqu'il fut bien constaté que la respiration et la circulation étaient libres et faciles, que les mouvements avaient toute leur liberté et toute leur énergie, les personnes présentes devinrent plus hardies, l'une d'elles voulut siffler et ne put y parvenir, celles qui répétèrent cet essai eurent le même insuccès, cependant chacun but et mangea sans le moindre obstacle, et deux ouvriers fumèrent avec plus de plaisir qu'à l'ordinaire; quelques minutes après leur sortie du bateau sous-marin, tous étaient rendus à leurs sensations habituelles.

L'influence exercée sur l'organisation de l'homme par les variations rapides et considérables de la pression atmosphérique, n'est intéressante pour l'hygiène qu'autant qu'elle peut lui fournir d'utiles préceptes; voyons donc ceux que doit dicter naturellement l'étude que nous venons de faire.

D'après les effets produits par la diminution de la pression atmosphérique, il est évident qu'il faut, autant que possible, éviter cette influence. Si l'on était obligé d'en subir les conséquences, il serait important de ne s'y exposer qu'avec de très-grandes précautions, c'est-à-dire en mettant autant de temps que l'on pourrait en mettre à atteindre le lieu élevé où l'on désire arriver. Les morts subites observées par Duhamel, les hémorrhagies nasales qui surviennent quelquefois sur les hautes montagnes, ainsi que les vertiges, les palpitations et les difficultés de respirer, nous enseignent à pratiquer la plus grande sobriété lors des vicissitudes atmosphériques caractérisées par une pression moins considérable de l'air. Tout écart de régime, toute secousse morale excitée par les passions, ajoutent leurs pernicieux effets à ceux dont nous nous occupons ici. Nous comprenons encore que les personnes qui ont des affections du poumon ou du cœur ou qui sont prédisposées à des maladies de ces organes, que celles dont l'organisation les expose aux congestions cérébrales, doivent éviter les voyages aérostatiques, le séjour dans les lieux très-élevés, et prendre beaucoup de précautions hygiéniques lors d'un abaissement subit de la colonne barométrique.

Les résultats de l'augmentation de la pression atmosphérique nous montrent au contraire que les localités qui présentent des conditions opposées, telles que les plaines, conviennent aux personnes dont nous venons de parler, et les expériences qui ont été faites par plusieurs médecins au moyen d'appareils qui condensent l'air, prouvent que l'on peut en obtenir de bons résultats pour diverses maladies ; effectivement, des succès remarquables ont été dus quelquefois à ces moyens.

La *composition chimique de l'air*, comme on le conçoit facilement, a une très-grande influence sur la santé, et puisque l'air en agissant directement sur le sang lui communique ses qualités bonnes ou mauvaises, on conçoit très-bien que la qualité de l'air est aussi importante à noter que l'action des divers agents qui réagissent sur l'atmosphère.

L'air est composé d'oxygène, d'hydrogène et d'azote, trois gaz qui, pris isolément, ne sont pas respirables, mais dont la réunion dans certaines proportions que presque tout le monde connaît, constitue l'air atmosphérique, c'est-à-dire, celui qui est propre à l'entretien de la vie. La quantité relative de ces trois gaz peut subir des modifications importantes, mais ce qui n'est pas moins sérieux à considérer, c'est le mélange des diverses vapeurs et poussières qui peuvent communiquer à l'air des propriétés malfaisantes.

Rappelons donc ici que les personnes qui se trouvent, par profession, dans la nécessité de respirer un air vicié doivent s'empresser aussitôt qu'elles le peuvent d'emplir leurs poumons d'un air pur. Les individus qui séjournent dans les endroits où beaucoup de personnes se trouvent à la fois, ceux qui sont employés dans les usines qui produisent du gaz ou des poussières délétères, ceux qui surveillent ou exécutent des travaux destinés à assainir les localités insalubres, ceux qui donnent leurs soins aux malades, etc., etc., ne sauraient mieux employer leurs heures de repos qu'en respirant un air vif, pur et fréquemment renouvelé. Ils pourront au moins, par ce moyen, contrebalancer en partie l'influence à laquelle ils se trouvent soumis.

Au voisinage des marais, là où des matières végétales sont sans cesse en décomposition, l'air contient des miasmes très-dangereux que les procédés chimiques sont presque toujours impuissants à démontrer, mais qui n'en agissent pas moins d'une manière fâcheuse sur l'homme en produisant des fièvres intermittentes et autres maladies graves; il est donc très-important d'éviter le voisinage des localités marécageuses ou de s'y soustraire de temps à autre lorsque l'on est dans l'impossibilité de l'abandonner. Dessécher ces localités humides, purifier l'air insalubre que respirent encore trop de malheureux, est une haute mission dont notre siècle a compris l'importance, et qui est l'objet de la sollicitude des gouvernements et des hommes véritablement philanthropes.

SEPTIÈME LEÇON.

Hygiène de l'habitation, difficulté de l'améliorer. — Variété
des habitations.— Insalubrité des maisons neuves; temps
nécessaire pour qu'elles soient habitables. — L'air confiné
peut subir des modifications. — Air insuffisant pour l'é-
tendue de l'habitation; ses résultats. — Conseils à suivre.
— De l'habitation dans les campagnes. — Ventilation quotidienne.

Après avoir traité la question de l'état de la voirie
rurale, M. Michel Lévy, le savant hygiéniste, s'exprime
ainsi : « Il sera plus difficile d'améliorer les habitations
de la campagne; mais l'intervention éclairée de l'autorité peut régler, dans une certaine limite, les construc-
tions nouvelles; des instructions à la portée des classes
ouvrières peuvent les édifier sur les causes d'insalubrité
que par ignorance ou laisser-aller elles multiplient dans
leur intérieur. La plupart des relations que la commis-
sion a examinées signalaient la malpropreté des logements, l'insuffisance de leur aération, l'entassement des

familles dans la même pièce, située le plus souvent dans un rez-de-chaussée humide, presque en communauté avec les animaux domestiques, dont elles ne sont séparées que par des cloisons mal jointes ; ailleurs, des alcôves impénétrables à l'air et la lumière, reçoivent plusieurs individus dans un seul lit hermétiquement fermé par des rideaux ; ailleurs, les lits se touchent par tous les points et encombrent une seule chambre. Dirons-nous la saleté des objets de couchage, l'absence des latrines, le méphitisme de la promiscuité des hommes et des animaux dans la même atmosphère ? Nous ne pouvons croire qu'il soit impossible, par le concours de l'administration, du prêtre et du médecin, d'éclairer sur les dangers de ces habitudes les pauvres paysans qui se les transmettent de génération en génération. » (*Rapport sur les épidémies de* 1850, *lu à l'Académie de médecine, séance du* 5 *avril* 1853.)

Il est, en effet, très-difficile d'instruire et de convaincre le plus grand nombre de ceux qui ne tiennent aucun compte des lois de l'hygiène, en ce qui regarde leurs propres habitations ; espérons cependant, avec l'illustre académicien dont je viens de citer les paroles, que certaines instructions pourrront être utiles pour édifier les classes ouvrières sur les causes d'insalubrité, et essayons de remplir une modeste partie de cette tâche.

L'habitation que l'homme a su créer et adapter aux besoins de la famille offre des variétés de construction innombrables, selon les divers pays du globe où on la trouve établie. La perfection est, en général, proportionnelle au degré de civilisation et a atteint, dans nos climats, des limites extraordinaires. Quelle immense différence, en effet, entre les splendides maisons de nos cités, qui tendent chaque jour à devenir autant de petits palais, et la hutte ou la cabane du sauvage, la tente de l'Arabe, et le refuge de quelques tribus nègres de l'Abyssinie, consistant tout simplement dans des creux d'arbres ou les excavations des rochers !

Nous n'examinerons donc pas ici l'habitation au point de vue de sa construction, car nous aurions à passer en revue le terrain qui la supporte et celui qui l'entoure, les matériaux qui servent à sa structure, les murailles, les planchers, les plafonds, les ouvertures qui apportent l'air et la lumière, les escaliers, les cours, les cheminées, etc., etc. ; choses fort intéressantes, sans doute, mais tout à fait en dehors de notre cadre. Supposons l'habitation bien construite et proportionnée à nos besoins sociaux, et sachons seulement qu'elle ne doit être habitée que longtemps après avoir été bâtie.

Dans les grandes villes, et particulièrement à Paris, les maisons s'élèvent avec une rapidité incroyable ; grâce au perfectionnement des procédés de construction, au nombre et à l'intelligence des ouvriers, elles sortent de terre comme par enchantement ; on peut suivre leur édification, pour ainsi dire, d'heure en heure et quelquefois les étages supérieurs ne sont pas terminés que les inférieurs sont déjà habités. Cette coutume est très-pernicieuse pour la santé, car les pierres qui sont récemment extraites des carrières renferment beaucoup d'humidité et ne peuvent être séchées qu'au bout d'un temps très-long ; le plâtre, qui entre souvent pour une forte part dans la structure des murailles, contient, lorsqu'il est récemment solidifié, les deux tiers de son poids d'eau et l'on doit comprendre que toute cette humidité qui est, dans certaines saisons, augmentée encore par celle de l'atmosphère ne soit pas favorable aux habitants du nouvel édifice. Beaucoup de personnes n'ignorent pas que de grands inconvénients sont attachés au séjour dans les maisons neuves, elles désignent même cette imprudence par l'expression d'*essuyer les plâtres*, mais cela ne les empêche pas de braver les chances de maladies qui en résultent. Les médecins observent constamment une foule d'affections graves produites par cette cause, et ne cessent de donner le conseil de ne pas s'y exposer.

Il n'est guère possible de limiter le temps au bout duquel une maison devient habitable, car ses matériaux sont plus ou moins humides, et l'eau qu'ils contiennent se vaporise plus ou moins rapidement en raison de la saison, de l'exposition au nord ou au midi, de la ventilation à laquelle ils sont exposés, etc. Tous ces moyens sont, au reste, beaucoup plus puissants que le chauffage des appartements auquel on a quelquefois recours, mais, en général, on devrait laisser écouler au moins une année entre l'achèvement de la maison et la prise de possession.

La masse d'air atmosphérique contenue dans l'habitation est l'une des choses les plus importantes à considérer pour ceux qui y séjournent, et comme cet air peut être modifié presque à volonté, il est fort utile de savoir lui imprimer les diverses modifications qui deviennent nécessaires. Déjà, en nous occupant des vicissitudes atmosphériques, nous avons vu que dans les contrées du Nord et dans les saisons froides on peut, par des moyens artificiels, entretenir une douce température dans les appartements, et qu'il est également possible, dans les conditions opposées, de se procurer la fraîcheur qui résulte de l'ombre et des courants d'air. Mais la pureté de l'air, qui est respiré par les habitants d'une maison, constitue sa qualité la plus sérieuse à étudier et mérite toute la sollicitude de l'hygiéniste.

L'air confiné devient impur lorsque sa quantité n'est pas proportionnée à la consommation qui en est faite par ceux qui le respirent. Cette quantité étant trop minime, l'air ne tarde pas à être vicié, à devenir impropre à l'entretien régulier des fonctions et il peut même être tellement altéré qu'il ne suffise plus à entretenir la vie de l'homme. De nombreuses expériences ont été faites pour arriver à fixer la proportion d'air nécessaire aux fonctions respiratoires dans un temps donné; on a pu constater qu'un homme adulte absorbe dans l'espace d'une heure tout l'oxygène contenu dans 90 litres d'air, de sorte que pendant douze heures, 1,080 litres d'air se trouvent employés par une seule personne. Cette mesure correspond à peu près à un tiers de mètre cube d'air par individu et par heure. Qu'on se figure maintenant la quantité d'air consommée par cinq ou six personnes renfermées toute une nuit dans une pièce étroite et close, comme cela se voit fréquemment, et l'on concevra facilement que si l'air ne pénétrait pas un peu par les jointures des fenêtres ou par des ouvertures quelconques la mort ne tarderait pas à arriver. Il est vrai que le même air peut passer plusieurs fois par les poumons, mais lorsqu'il a été altéré par la respiration, il devient insuffisant et peut contribuer à causer des fièvres de mauvaise nature.

Nous ne prétendons pas que l'encombrement soit la seule cause des fièvres typhoïdes, mais il entre à chaque instant dans les hôpitaux de Paris, des maçons qui couchent pêle-mêle chaque nuit dans de mauvais hôtels garnis, *de paille*, situés aux environs de la place Maubert; ces malheureux sont presque toujours atteints de fièvre typhoïde qui leur fait courir les plus grands dangers quand elle n'est pas la cause de leur mort. Dans une foule de circonstances, il est facile de suivre les résultats du séjour dans un air vicié et de constater que les maladies qui surviennent n'ont pas eu d'autres causes. Nous pourrions multiplier les exemples et rapporter des faits très-connus dans la science, qui font voir des prisonniers ou autres individus agglomérés dans un espace étroit, succombant très-rapidement à cause de l'insuffisance de l'air. Cette insuffisance est facile à concevoir pour tout le monde, mais ce que l'on ne sait pas généralement assez reconnaître, c'est le danger que courent les personnes qui vivent habituellement en commun dans un espace étroit; souvent la santé s'altère peu à peu, les adultes voient leurs fonctions se déranger, les enfants s'étiolent et languissent, et tandis qu'on se garderait bien d'avaler une substance vénéneuse quelconque, on ne comprend pas que cet air qui a servi à la respiration est aussi un poison dont l'action permanente est malheureusement très-sûre.

Que pourrions-nous dire maintenant de ceux qui, non contents de vivre dans un air insuffisant pour la famille, s'adjoignent encore des animaux qui vicient cet air et s'emparent d'une partie de la portion respirable? Que penser de ceux qui s'enferment pendant l'hiver dans les étables ou les bergeries, afin d'y trouver une douce température et qui ne songent pas qu'ils font échange du résidu de la respiration, si l'on peut s'exprimer ainsi, avec les animaux qui les habitent? Dans un grand nombre de circonstances, l'homme est l'instrument de sa propre perte et court à la maladie et à la mort par son incurie ou son indifférence.

Nous ne saurions trop blâmer ici l'usage très-accrédité dans quelques localités de faire coucher les phthisiques dans les étables dans le but de les guérir; si l'homme bien portant y devient malade, à plus forte raison celui qui est déjà souffrant, doit-il y trouver une fin plus prompte.

De tout ceci il résulte que les ouvriers ainsi que toutes les personnes qui sont dans la nécessité de consacrer une somme modique à la location de leur habitation, au lieu de chercher à habiter au centre des grandes cités, là où les logements sont très-chers et par conséquent très-petits, doivent toujours, au contraire, préférer les banlieues ou les quartiers les moins encombrés, afin d'y trouver l'air et l'espace dont ils ont besoin pour conserver leur santé et se livrer à leurs travaux de chaque jour. Si la famille est nombreuse, c'est une raison de plus pour habiter un local suffisant dans lequel chacun trouvera la portion d'air qui lui est tout aussi nécessaire pour vivre que le pain et les autres aliments de chaque repas.

Dans le cas d'une nécessité absolue, lorsque plusieurs personnes sont obligées de séjourner durant une partie du jour et pendant toute la nuit dans une petite chambre dont le plafond est très-bas et vient encore limiter la quantité de l'air confiné, il est important de laisser jour et nuit arriver l'air extérieur par un ou plusieurs carreaux disposés de telle façon que le courant d'air ne puisse être ressenti par ceux qui habitent la pièce. Il va sans dire que l'air doit être introduit dans la chambre par le côté de l'habitation où il est le plus pur ; il doit venir de la rue ou d'une cour propre et large, et non de l'escalier où séjournent souvent les miasmes les plus délétères.

Les habitants des campagnes qui ont généralement une nourriture grossière et peu réparatrice, doivent en partie leur belle santé habituelle au bon air qu'ils respirent ; non seulement ils jouissent pendant la plus grande partie de la journée de l'air pur et vivifiant des champs, mais pendant la nuit même, l'air pénètre facilement dans leurs maisons mal closes, et vient apporter à chacun une seconde nourriture qui est préférable pour la santé aux mets les plus succulents de nos citadins. Il est vrai que beaucoup d'habitations rurales sont entourées de fumier, d'eaux croupissantes, d'étangs fangeux dont la présence est en opposition avec les préceptes et les lois de l'hygiène publique, mais dans les localités où les choses se passent ainsi, des épidémies viennent de temps à autre faire payer chèrement aux habitants leur négligence et leur malpropeté. Les administrations locales doivent lutter avec vigueur contre ces coutumes peu dignes de notre époque de civilisation, et il est de leur devoir d'empêcher les paysans de laisser au seuil de leurs habitations, de la paille pourrie et des débris de toute nature qui sont sans cesse foulés par les pieds de ceux qui entrent ou qui sortent ; le fumier porté au loin se fera sans doute moins vite, mais l'habitation sera préservée des émanations des matières en putréfaction. Nous rappelons à ce sujet aux maires des campagnes, que leurs lumières ne sont jamais mieux employées, qu'à préserver leurs administrés des épidémies, et que les lois des 28 septembre et 6 octobre 1791, leur donnent des armes suffisantes pour atteindre ce but.

Nous finirons cette leçon par une recommandation très-importante, qui regarde aussi bien ceux qui habitent des appartements vastes que ceux qui sont logés dans un espace étroit, c'est celle d'établir chaque matin une ventilation suffisante pour renouveler l'air intérieur. On doit ouvrir toutes les fenêtres et établir, si cela se peut, un courant qui renouvelle complètement l'air de l'habitation. Dans les hôpitaux, si cette pratique n'était pas usitée, les malades succomberaient en beaucoup plus grand nombre, on a donc soin de renouveler l'air chaque matin tout en préservant les malades de l'action de l'air froid. Cette coutume doit être en usage dans toutes les maisons particulières, elle contribuera puissamment à prolonger l'existence de ceux qui les habitent

HUITIÈME LEÇON.

Propreté de l'habitation ; précautions indispensables. — Les
fleurs dans les appartements. — Les cabinets d'aisance ;
moyens d'éviter les dangers qu'ils occasionnent. — Ecuries
et étables. — Des cuisines ; les soins qu'elles réclament.
— De l'éclairage ; son action sur l'organisation en général
et sur la vue en particulier ; comment on doit la diriger.
— Du chauffage. — La braise et le charbon. — Les poêles.
— De l'usage des chaufferettes. — Nécessité de respirer
un autre air que celui des appartements.

Parmi les causes d'insalubrité des habitations, la malpropreté doit être placée au premier rang : comment, en
effet, l'air pourrait-il être exempt de danger lorsque les
émanations les plus funestes sont permanentes et saturent
ce même air qui est introduit dans l'économie par les
voies respiratoires? Dans certains ménages d'ouvriers,
lorsque les médecins sont appelés pour visiter les malades, ils voient avec peine séjourner, dans tous les angles
du local, des linges souillés par les eaux sales, des vases
contenant des liquides infects. Le malade est quelquefois couché dans des draps sales, ayant lui-même besoin
de bains ou d'ablutions de propreté, et autour de son

lit, séjournent des chats, des chiens, des poules ou autres animaux qui contribuent à ce désordre général. Si
on élève de jeunes enfants, le linge sali est jeté dans un
coin, et au lieu d'exposer à l'air la literie imprégnée
d'urine, on la fait sécher devant le feu de la cheminée
ou autour d'un poêle ; bientôt des émanations fétides s'en
échappent, et le petit enfant qui a besoin d'un air pur et
vivifiant respire un air pestilentiel ; trop heureux encore
quand la fumée d'une pipe ne vient pas s'ajouter à tous
ces miasmes délétères.

A côté de ce tableau on en trouve fort heureusement
de beaucoup plus agréables : la ménagère habituée dès
son jeune âge à l'ordre et à la propreté fait chaque matin
une revue minutieuse et ne souffre aucune malpropreté
dans le local qu'elle habite. Les débris du repas précédent, les eaux grasses, l'eau de savon, le linge sale, tout
disparaît immédiatement, et ses enfants, dont les vêtements son propres et en bon état, portent sur leur physionomie l'empreinte de la plus belle santé. C'est qu'en
effet l'extrême propreté de l'habitation contribue à éloigner la maladie, et beaucoup de gens qui naissent, vivent et meurent dans la saleté ne se doutent guère de
l'influence de ces habitudes sur leur existence.

Il ne suffit donc pas que l'air confiné soit renouvelé
en temps opportun, il faut encore que les miasmes qui
contribueraient à son altération ne puissent se dégager ;
tout ce qui serait susceptible de les produire doit être
immédiatement jeté, et le linge sale doit toujours être
placé dans quelque endroit spécial et écarté, qui sera,
autant que possible, en communication avec l'air exté-

rieur. Le plancher doit être tenu dans un état de propreté permanent ; s'il est carrelé on doit le laver quelquefois, afin qu'il soit débarrassé des matières grasses ou autres substances qu'on y aura laissé séjourner par mégarde. Les lavages seront plus fréquents en été qu'en hiver, parce que l'évaporation de l'eau est alors plus rapide ; il est inutile d'introduire dans le sol une humidité qui finit par être dangereuse. L'habitude si répandue dans nos villes de frotter les parquets avec de l'encaustique ou de la cire est très-profitable à la salubrité de l'habitation ; c'est un excellent moyen d'empêcher que les pores du bois ne se laissent pénétrer par des liquides qui vicieraient bientôt l'air par leur vaporisation.

La présence dans les appartements, des fleurs ou des arbustes qui sont très-odorants, peut, pendant la nuit surtout, déterminer des maux de têtes ou autres malaises chez ceux qui les habitent ; il est donc sage de mettre les fleurs dehors lorsque vient l'heure du sommeil, quoique l'on ait souvent exagéré les effets qu'elles peuvent produire. Les fleurs qui ont séjourné longtemps dans l'eau sont plus dangereuses que les autres, parce que leur tige et leurs feuilles sont putréfiées ; c'est aussi pour cette raison que l'on doit renouveler fréquemment l'eau dans laquelle elles plongent.

Les cuisines sont malheureusement presque toujours mal construites, et les vapeurs qui s'échappent des fourneaux ou celles des mets que l'on y prépare, sont rarement chassées au dehors avec rapidité. De là une foule de dangers pour les cuisiniers, car indépendamment de la vapeur du charbon, les exhalaisons culinaires influent d'une manière fâcheuse sur l'organisme. Il suffit de passer à certaines heures près de l'un de ces soupiraux de caves, si communs dans les rues de Paris et placés au niveau du sol, là où ces ouvertures communiquent avec des cuisines souterraines, pour être saisi d'un profond dégoût.

Mais lorsqu'il s'agit d'une famille peu aisée, la cuisine est encore d'une plus mauvaise construction et n'est guère qu'un accessoire peu important d'un logement très-exigu ; c'est alors qu'il faut redoubler de soins pour que toutes ces vapeurs disparaissent rapidement : la cuisine doit être très-souvent nettoyée et l'air extérieur fréquemment appelé, en ouvrant porte ou fenêtre. On sait que les émanations du charbon en combustion, sont une cause très-commune d'asphyxie.

Deux choses encore sont très-importantes à considérer dans l'habitation ; ce sont l'éclairage qui supplée à l'absence de la lumière du jour et le chauffage qui ajoute au calorique de l'atmosphère lorsque celui-ci est insuffisant.

L'éclairage a une double action sur l'homme, il agit sur son organisation tout entière et il influe en particulier sur l'organe de la vue. C'est surtout en modifiant la proportion des principes constituants de l'air des appartements qu'il est quelquefois nuisible à l'organisation. Quel que soit le corps employé à l'éclairage, que l'on se serve de chandelle ou de bougie, de l'huile ou du gaz, il est important que la matière ne brûle pas incomplétement, car elle verse alors dans l'air une foule de produits qu'il est dangereux de respirer ; les crachats noirs et gommeux que l'on expectore si fréquemment le matin, n'ont pas généralement une autre origine. Une lampe qui fume ou le gaz qui s'échappe d'un bec sans y être brûlé, ont sur les organes pulmonaires une action délétère. Les lumières trop multipliées, dans un petit local, s'emparent de l'air respirable, et sont par conséquent une cause de viciation pour l'air confiné ; elles peuvent aussi augmenter le calorique sans nécessité.

Les latrines ne doivent pas être oubliées dans les soins de propreté nécessaires à l'habitation ; la manière dont elles sont construites, la perfection des moyens employés pour empêcher le reflux de l'air intérieur des fosses dans les appartements, est sans doute la chose la plus importante ; mais si l'on habite un logement modeste dont l'exiguité ne permet pas que les latrines soient éloignées, et si leur construction est vicieuse, il y a double raison pour se prémunir contre les inconvénients qu'elles produisent. Il faut se rappeler que le gaz ammoniaque qui s'en échappe et qui irrite si violemment les yeux et la gorge, particulièrement dans les temps humides, ne doit jamais se répandre dans l'habitation ; qu'il est encore plus dangereux de respirer le gaz sulfhydrique qui s'y forme quelquefois, lequel connu vulgairement sous le nom de *plomb*, peut faire périr les chiens de forte taille lorsqu'il est mêlé à l'air qu'ils respirent, dans la proportion de 1 pour 100 seulement. Il est donc très-important d'éviter ces causes de danger en employant les moyens suivants :

1° Ne jamais jeter dans les latrines les eaux de savon, les débris des repas, les eaux ménagères qui contribuent à produire ces vapeurs dangereuses ; 2° entretenir les lieux d'aisance dans un état de propreté convenable ; 3° employer les moyens nécessaires pour fermer bien exactement l'ouverture qui communique avec le tuyau ; 4° enfin, si malgré tous ces soins il s'échappe encore quelques mauvaises odeurs, étendre sous la porte des latrines, d'après le conseil de **M. Labarraque**, une traînée de chlorure de chaux sec, épaisse de deux centimètres. On pourrait encore placer le même chlorure dans des assiettes qui reposeraient sur des planches fixées aux murs des cabinets, ou tendre sur des cordes du linge trempé dans du chlorure liquide. A l'aide de ces divers moyens, nul doute que l'on n'arrive à détruire ces émanations pernicieuses et à en empêcher la diffusion dans les appartements.

Les écuries et les étables ne doivent pas être contiguës aux appartements habités ; déjà nous avons signalé l'altération de l'air produite par la respiration des gros animaux, et l'on comprend sans peine que l'écurie ou l'étable la mieux tenue, est toujours pour son voisinage une source de mauvaise odeur et de vapeurs nuisibles. L'opinion populaire qui rattache à l'air des étables des propriétés bienfaisantes, n'est qu'une erreur des plus grossières.

Quant à l'action de la lumière artificielle sur l'organe de la vue, nous nous en sommes déjà occupé et puisque une lumière trop vive ou celle qui est insuffisante sont nuisibles à la conservation de l'intégrité de la vue, il est bon de modérer l'éclat de la lumière d'une forte lampe par un abat-jour légèrement coloré. Lorsqu'il est possible de se dispenser de fixer les yeux, pendant les longues soirées d'hiver, sur des surfaces blanches ou sur des surfaces tout à fait noires, la vue s'en trouvera très-bien ; l'expérience a prouvé que les personnes qui écrivent beaucoup à la lumière artificielle conservent plus longtemps l'intégrité de la vue lorsqu'elles se servent de papier azuré ou teinté légèrement de gris ou de jaune.

Le chauffage est rarement bien organisé : quel que soit le combustible employé, le foyer n'est entretenu qu'en consumant sans cesse l'air qui lui arrive et en dégageant des gaz irrespirables. Il arrive trop souvent que ces gaz impropres à la respiration, au lieu d'être écoulés au dehors, se répandent dans l'endroit habité. La fumée vient encore contribuer à altérer l'air, elle irrite les yeux et elle excite la toux. Il est donc important que la ventilation qui favorise la combustion soit suffisante, et il est de la dernière imprudence d'établir au milieu des pièces d'habitation des réchauds de charbon ou de braise, ainsi que le font beaucoup de personnes. La braise est, dans ce cas, d'un usage tout aussi dangereux que le charbon et donne lieu, comme lui, à des produits gazeux qui causent des douleurs de tête, des vertiges, des défaillances et peuvent même, lorsqu'ils sont en quantité suffisante, occasionner la mort.

La chaleur des poêles n'est pas plus malfaisante que celle des cheminées, quoique l'opinion contraire soit assez accréditée. Il faut se garder toutefois de cette dangereuse habitude de fermer la clef du poêle pour concentrer la chaleur, lorsque le charbon est à peu près con sumé. Beaucoup d'accidents ont été causés par cette imprudence, et l'on cite encore quelquefois des cas d'asphyxie qui sont dus à cette cause.

On ne saurait blâmer trop énergiquement l'emploi des chaufferettes, dont l'usage est si commun parmi les femmes ; il produit des inflammations de la peau, favorise le développement des varices, fait naître des vergetures ou marbrures des membres inférieurs, et contribue à produire des hémorrhoïdes, des hémorrhagies périodiques et autres accidents.

Ainsi qu'on vient de le voir dans cette leçon et d'après ce qui a été dit dans celle qui précède, il est possible de modifier l'air qui est contenu dans nos habitations et de mettre celles-ci dans de bonnes conditions de salubrité ; cependant quelles que soient les précautions prises, quel que soit le degré de perfection auquel on aura fait atteindre l'habitation, l'homme ne doit jamais négliger de respirer l'air libre, s'il veut conserver la plénitude de sa santé. Se mouvoir en plein air, marcher sous l'influence du vent et du soleil sont des conditions indispensables pour maintenir l'équilibre des fonctions. La respiration, cette fonction si importante de l'économie, ne s'effectue bien qu'à l'air libre, et les fluctuations atmosphériques des espaces non limités sont favorables au jeu de nos organes. L'homme qui s'emprisonne dans l'intérieur d'une maison se trouve sous l'influence d'un état de l'atmosphère qui tend à l'uniformité, dès lors sa constitution acquiert un type déterminé qui est toujours plus voisin de la maladie que de la santé. L'homme doit donc passer chaque jour un certain temps à l'extérieur, et ce temps qui ne peut être fixé d'une manière absolue est, comme on le comprend, soumis à l'âge, au sexe, au tempérament, au climat, à la saison, aux habitudes, etc. Il est impossible d'indiquer une règle précise à cet égard, mais il n'est personne au monde qui doive, lorsqu'il est facile d'en agir autrement, se borner à respirer l'air des habitations tandis que l'espèce de bain d'air que l'on prend dans l'air libre a une si heureuse influence sur la santé

NEUVIÈME LEÇON.

Du vêtement . — Importance et rôle du vêtement. — Rayonnement du calorique. — Bons et mauvais conducteurs du
calorique. —Vêtements chauds ou frais. — Substances uti-
lisées pour les vêtements. — Le chanvre et le lin. — Le
coton. Leurs effets sur la peau. — Préjugés contre le coton.
— Les toiles imprimées. — La paille. — Emploi de la
laine; son influence sur la santé. — La soie. — Les fourrures. — Le duvet.

On comprend sous le nom de vêtement toute substance appliquée sur le corps, dans le but principal de le
garantir contre le froid, la chaleur, l'humidité et toutes
les vicissitudes de l'air ; il sert donc comme l'habitation,
comme le régime alimentaire, comme toutes les habitudes qui tendent au même résultat et qui sont le produit de la civilisation. Le vêtement est une sorte de
barrière que l'homme a élevée entre lui et le monde
extérieur , barrière qui s'interpose avantageusement
pour retenir le calorique produit par le corps ou pour
empêcher celui qui lui est étranger de venir frapper sa
surface.

Le vêtement a une très-grande influence sur la vie de l'homme, car à l'aide des modifications qu'on lui fait subir, il protége l'enfant et le vieillard, vient en aide aux convalescents et aux constitutions faibles, défend l'homme contre la morsure des insectes ou autres animaux, lui permet de parcourir les climats les plus opposés, de se livrer à une multitude de travaux, et tandis que la peau nue ne pourrait se modifier en présence des agressions de l'atmosphère, le vêtement se transforme de mille manières et est toujours prêt à secourir celui qui sait en faire usage.

Mais puisque le vêtement a pour rôle principal de s'interposer entre le calorique qui vient du corps de l'homme et celui qui lui est extérieur, rappelons rapidement, avant de nous occuper de la matière des vêtements, certaines lois de la physique qui régissent le calorique, cela rendra beaucoup plus clairs les développements qui suivront.

Tous les corps vivants ou inertes, quelle que soit leur température, ont la propriété de lancer continuellement, par tous les points de leur surface, des particules de calorique ; il en résulte un échange perpétuel de ce fluide entre tous les corps dont la chaleur tend sans cesse à s'équilibrer, une sorte de *rayonnement* qui se passe aussi bien pour la substance vivante que pour celle qui n'est pas organisée. Ce rayonnement étant d'autant plus actif que la température d'un corps est plus élevée, et que sa surface est plus étendue, il s'ensuit que le corps humain doit tendre sans cesse à se refroidir. En effet, sa superficie est considérable, et sa température est presque toujours supérieure à celle de l'air, mais nous verrons plus loin comment le vêtement vient protéger l'homme en empêchant cette déperdition de la chaleur.

Cependant toutes les substances n'admettent pas le calorique avec la même facilité, il en est qui, non-seulement, se laissent très-difficilement pénétrer par lui, mais qui ne le cèdent pas aisément ; on désigne le corps qui se conduit ainsi par l'expression de *mauvais conducteur du calorique*, tandis que l'on nomme *bon conducteur* celui qui se prête facilement à cette pénétration et à cette transmission. Supposons maintenant que l'on connaît parfaitement quels sont les corps qui sont bons ou mauvais conducteurs, et c'est en effet ce qui existe, on pourra tirer un immense parti de cette connaissance pour l'hygiène du vêtement.

C'est sur les données que nous venons de rappeler que repose entièrement la théorie des vêtements chauds et des vêtements frais, la matière dont ils sont faits étant la première condition de leur pouvoir calorifique. Ainsi la laine, par exemple, qui est un très-mauvais conducteur du calorique, sert à confectionner les vêtements les plus chauds, elle laisse concentrer le calorique à la surface du corps en mettant obstacle à son rayonnement et conserve la chaleur des organes intérieurs. De plus, la couche d'air qui se trouve emprisonnée entre la peau et les vêtements et qui a acquis une certaine chaleur vient contribuer au même résultat, car l'air aussi est un mauvais conducteur du calorique.

Nous verrons que certains tissus, tels que les toiles

faites avec le chanvre et le lin, par cela même qu'ils cèdent et conduisent le calorique avec une très-grande facilité, sont préférables lorsque la chaleur du corps est en excès ; mais il ne faut pas oublier que d'autres conditions du vêtement influent encore sur les qualités dont il est ici question, telles sont la couleur, la texture des substances, et aussi la forme et l'arrangement du vêtement.

Un grand nombre de matières sont employées à la confection des vêtements, et chaque jour le génie de l'homme en utilise de nouvelles. Parmi les substances végétales se trouvent naturellement en première ligne, le chanvre, le lin, le coton, puis viennent d'autres corps ligneux, la paille, le bois, etc. La soie et la laine sont les substances animales les plus usitées, mais ce n'est pas seulement le poil du mouton dont on se sert, puisque celui de la chèvre, du chameau, du lapin, du lièvre et beaucoup d'autres encore sont mis largement à contribution. La peau des animaux, recouverte de ses poils, préparée d'une certaine façon et vendue dans le commerce sous le nom de fourrure, est d'un grand secours dans les climats froids. Le cuir que l'on obtient au moyen du tannage des peaux est devenue presque indispensable aux besoins de la civilisation.

Le *chanvre*, ainsi que nous l'avons déjà indiqué, sert à fabriquer des tissus qui sont excellents conducteurs du calorique, il en est de même du *lin* avec lequel on confectionne des vêtements très-frais. Le linge de chanvre ou de lin est donc celui qui est préférable pendant la saison chaude, lorsque le calorique accumulé à la surface

du corps nécessite son expansion rapide ; c'est aussi celui dont doivent se servir les gens à tempérament sanguin, dont la peau est facilement irritable et chez lesquels la circulation est très-active. Lorsque la toile de
chanvre ou de lin est mouillée par la sueur, il est important que le linge soit remplacé le plus promptement
possible, car ces substances se sèchent très-facilement,
et l'eau qui se vaporise alors enlève au corps une quantité considérable de calorique.

Le *coton* n'est pas un aussi bon conducteur du calorique
que le chanvre et le lin, aussi la toile de coton est-elle
plus chaude que les précédentes, ce qui doit la faire préférer pour la saison d'hiver et dans les climats très-
froids. Cette toile possède encore un autre avantage, elle
s'empare facilement du produit de la transpiration et ne
le laisse pas s'évaporer aussi rapidement que le font les
autres toiles, de sorte que le refroidissement est moins
considérable. Les ouvriers employés à des travaux rudes
doivent donc préférer le linge de coton dont le prix est
d'ailleurs beaucoup plus modique.

Le coton est cependant l'objet d'un préjugé très-enra-
ciné dans l'esprit de beaucoup de personnes ; pour elles
il est *moins sain* que le lin ou le chanvre, et pour rien
au monde elles ne consentiraient à appliquer de la toile
de coton sur une portion de peau malade, et encore
moins sur une plaie. De nombreuses expériences ont
cependant prouvé que cette substance est exempte des
inconvénients qu'on lui reproche, et l'on a vu dans de
grands hôpitaux appliquer avec succès sur les plaies,
brûlures et ulcères le coton cardé. Loin d'irriter les par-

ties malades les petites aspérités qui hérissent le coton s'imprègnent de l'humidité des plaies et s'affaissent sur elles-mêmes ; elles contribuent à la mollesse et la douceur de cette substance. C'est donc à tort que l'on ne conserverait pas le vieux linge de coton pour l'usage des malades et qu'on se priverait des services qu'il peut rendre.

Les toiles après avoir subi l'application des couleurs, comme on le fait dans les fabriques d'impression de la Seine-Inférieure et de l'Alsace, servent à faire, particulièrement pour les femmes, des vêtements complets, et ne sont plus alors destinées généralement à être appliquées sur la peau. Dans ce cas encore c'est parce qu'elles sont de bons conducteurs du calorique qu'on les emploie et parce que le corps humain étant presque toujours à un plus haut degré de température que l'air, la toile peinte contribue comme le linge à diminuer la chaleur qui opprime les organes. Il n'en serait pas de même si on se trouvait exposé à un soleil ardent, car la toile conduit aussi facilement le calorique de l'extérieur à l'intérieur, comme elle le laissait passer de l'intérieur à l'extérieur. Il est donc évident qu'un vêtement de laine léger et tissé d'une certaine façon garantirait mieux, dans ce cas, la tête ou le reste du corps qu'un bonnet ou un vêtement de toile. La *paille* qui est un mauvais conducteur du calorique est un exemple frappant de ce que nous avançons : dans l'hiver les habitants des campagnes en fourrent dans leurs sabots, afin de conserver leur propre chaleur, et dans l'été ils utilisent le chapeau de paille, afin de ne pas donner accès au calorique que leur envoie le soleil lorsqu'ils sont exposés à ses rayons.

Voyons maintenant quel parti on a su tirer de la laine et surtout de celle qui provient de la tonte du mouton :

La laine est peut-être la substance la plus précieuse de toutes celles qui sont employées à la confection des vêtements. En effet on en fait des tissus fins et légers destinés à être appliqués sur la peau, ou l'on en forme les étoffes les plus souples et les plus résistantes. Travaillée d'une certaine manière elle constitue un drap solide qui est la base de l'habillement de l'homme, ou bien elle s'étale encore sous la forme d'un splendide cachemire. Supposons pour un moment que l'usage de la laine est encore inconnu, on devine quelle serait l'immense différence du vêtement en général avec ce qu'il est aujourd'hui.

Ainsi que nous l'avons dit précédemment, la laine est un très-mauvais conducteur du calorique, et c'est là sa qualité la plus importante. Dans beaucoup de circonstances, un tissu de laine appliqué directement sur la peau lui fournit une enveloppe protectrice qui lui donne une grande force de résistance à la déperdition de sa chaleur. C'est ainsi que les individus, dont la peau est molle et blanche, chez lesquels prédomine le tempérament lymphatique, trouvent un puissant secours dans l'usage de la flanelle. Non-seulement cette couche laineuse conserve le calorique, mais les aspérités qui sont à sa surface produisent constamment à la peau une petite irritation qui est très-salutaire. Il ne s'ensuit pas, ainsi que nous l'avons déjà dit, que l'on doive toujours s'entourer d'un gilet de flanelle, pendant les chaleurs de l'été, sous prétexte qu'il retiendra la sueur, ce vêtement ne convient qu'aux constitutions faibles, aux convalescents ou aux malades; ils ne doivent pas craindre d'en faire usage de peur de ne pouvoir l'abandonner plus tard. Cette croyance est encore un préjugé, car dans nos climats, pendant les chaleurs de l'été, il est peu de personnes qui ne puissent, au besoin, abandonner le gilet de laine.

Ce qu'il ne faut pas faire, c'est d'affubler les enfants bien portants de vêtements de laine dont on augmente plus tard la quantité sans songer que la peau, habituée à être aussi bien entourée, deviendra très-impressionnable aux vicissitudes de l'atmosphère. Lorsque la constitution est bonne, il n'y a pas de mal à la laisser s'habituer à réagir contre les influences extérieures, et, en s'entourant de laine sans nécessité, on se prive d'une ressource que l'on serait peut-être bien aise de trouver plus tard, car le corps, habitué de bonne heure à ce contact, ne peut plus en recevoir aucun soulagement.

L'usage de la laine pour confectionner les pièces les plus extérieures du vêtement tire encore tous ses avantages de la propriété que possède cette substance de conduire difficilement le calorique; le vêtement sert alors de barrière pour retenir la chaleur du corps. Les personnes qui sont exposées à des variations de température fréquentes, les voyageurs, les marins, se passeraient difficilement de cet utile auxiliaire.

La *soie* jouit à peu près des mêmes propriétés que la laine; elle conduit mal le calorique, et les vêtements qu'elle sert à fabriquer participent aux mêmes avantages. Mais sa finesse ne permet pas de fabriquer des tissus semblables aux étoffes de laine, aussi ne s'en sert-on guère comme vêtement immédiat, que pour couvrir les jambes et les mains. Sa légèreté permet de l'employer à doubler les vêtements auxquels on veut donner plus d'épaisseur sans les rendre plus lourds ; on place alors entre deux lames de soie du coton cardé et cylindré, on ouate le vêtement.

Tout le monde connaît la ressource que l'on trouve dans les *fourrures* pour combattre le froid ; non-seulement la laine ou le poil qui se trouve implanté à leur surface vient nous défendre contre les rigueurs du climat ou de la saison, mais la dépouille de l'animal tout entière, préparée pour cet usage, ajoute à l'importance du vêtement.

Enfin, le *duvet des oiseaux* lui-même possède les propriétés des substances animales que nous venons de passer en revue, il est employé pour la literie, les manchons et quelques autres usages.

Si nous devions compléter l'étude de toutes les substances qui participent au vêtement de l'homme, nous aurions encore à examiner beaucoup d'autres dont l'usage est moins général ; mais nous aurons occasion de nous occuper de plusieurs d'entre elles, en étudiant l'emploi des vêtements. C'est ainsi que le cuir sera l'objet de notre examen, en même temps que la chaussure.

DIXIÈME LEÇON.

De la couleur des vêtements. — Influence des couleurs claires ou des couleurs foncées ; circonstances qui doivent guider la préférence. — L'avantage reste aux vêtements blancs. — Texture du vêtement. — Forme du vêtement. — Des vêtements étroits ; effets de la compression. — Influence de la forme sur la chaleur animale. — Abus du caprice et de la mode. — L'homme est fait pour porter des vêtements. — De la propreté du vêtement. — Danger de porter du linge sale. — Les chemises de couleur. — Conclusion.

La *couleur* des vêtements influe considérablement sur leurs propriétés. Le fait est très-facile à vérifier, car celui qui s'expose à l'ardeur du soleil avec un vêtement noir, un habit de drap, par exemple, sent que le calorique lui i arrive avec une très-grande promptitude et beaucoup d'énergie. Au contraire, le vêtement blanc de même étoffe et de même épaisseur laisse pénétrer beaucoup moins de calorique, tient le corps moins chaud et est, par conséquent, plus avantageux dans l'été.

Une autre expérience que tout le monde a faite est celle-ci : lorsque pendant l'hiver on s'approche d'un foyer ardent avec des vêtements noirs, on s'aperçoit que

le calorique se communique très-rapidement au travers
des vêtements. Si l'on substitue des vêtements blancs
aux vêtements noirs, le résultat est tout différent, la sensation de chaleur est bien moins vive, et au lieu de s'é-
loigner du feu l'on a une tendance à s'en rapprocher.

Ces résultats n'ont au reste rien de surprenant puisque, comme on le sait, la neige fond plus vite lorsqu'elle
est couverte d'un morceau de drap noir que lorsqu'elle
est sous un morceau de drap blanc, puisque un thermomètre enveloppé d'une étoffe noire marque, dans le
même temps, des degrés beaucoup plus élevés que lorsqu'il est entouré d'une étoffe de couleur claire. Les vêtements noirs sont donc très-bons conducteurs du calorique, et il semble tout naturel qu'on les préfère pendant
l'hiver et que l'on se serve d'étoffes blanches pendant
l'été. Le raisonnement et l'expérience ont cependant
conduit à une autre conclusion.

Oui, les vêtements blancs peuvent seuls nous rendre
la chaleur de l'été tolérable, parce qu'ils absorbent
moins de calorique extérieur, mais c'est encore eux
qu'il faudrait préférer pendant l'hiver, parce que durant
cette saison on est loin d'être toujours exposé à la chaleur d'un foyer, et qu'étant mauvais conducteurs du calorique ils conservent alors la chaleur naturelle du corps.

De tout cela on doit conclure : que les personnes qui
sont exposées pendant les grandes chaleurs aux rayons
d'un soleil vigoureux, tels que les moissonneurs, doivent, autant que possible, se vêtir avec des étoffes blanches ; qu'il doit en être de même de celles qui, en toute
saison, travaillent devant des foyers très-ardents, tels

que les fondeurs, ceux qui façonnent le verre, les cuisiniers, pâtissiers, etc.; qu'on doit encore préférer les vêtements de couleur claire lorsqu'il s'agit de se soustraire aux rigueurs de l'hiver et d'empêcher que la chaleur du corps ne diminue. Quant aux vêtements de couleur foncée, ils ne sont guère avantageux que dans le cas où l'on a besoin d'absorber la chaleur du foyer dans un appartement, ou lorsque la température du corps étant plus élevée que celle de l'air ambiant, on veut diminuer son intensité.

Les vêtements blancs, ou au moins de couleur claire, sont donc les plus avantageux pour toutes les saisons; mais à cette occasion on doit comprendre l'influence de la propreté du vêtement et combien elle est importante pour conserver aux étoffes blanches toutes les qualités que nous venons de signaler. Le blanc a cet avantage de forcer à la propreté, et il paraîtrait, d'après des expériences qui ont été faites, qu'il jouit encore de la propriété d'être moins accessible à l'absorption et à la conservation des mauvaises odeurs, ce qui ne serait pas d'une médiocre importance.

La *texture* des vêtements n'est pas moins utile à considérer que leur couleur, et comme cette texture est loin d'être la même pour toutes les étoffes, comme il y a des tissus qui sont très-serrés et d'autres très-lâchement tissés, il en résulte que beaucoup de personnes ne se font pas une idée bien nette de la différence de l'effet produit. Il est cependant bien prouvé qu'à égalité de poids, l'étoffe qui est tissée très-lâchement est beaucoup plus chaude que celle dont la trame est serrée. En effet, de même que nous avons vu la couche d'air qui séjourne entre la peau et les vêtements contribuer à la chaleur du corps, d'une part parce que l'air est un mauvais conducteur du calorique, de l'autre parce que cette couche gazeuse ayant acquis une certaine chaleur la conserve au corps qui la lui a prêtée, de même l'air qui se trouve logé dans les mailles ou les lacunes des étoffes lâches et poreuses conduit au même résultat. Voilà pourquoi pendant la saison d'hiver et dans les climats froids on doit toujours donner la préférence aux étoffes tricotées lâchement, aux vêtements ouatés, au lieu de s'affubler d'épaisses enveloppes au tissu dense, dont le poids accablant détermine la fatigue et nuit à la liberté des mouvements.

La *forme du vêtement* a aussi une influence marquée sur les diverses fonctions de l'organisme. Lorsque les différentes pièces qui le composent exercent une constriction prononcée sur la région qu'elles recouvrent, elles sont nécessairement nuisibles à la conservation de la santé, car ce n'est pas impunément que la moindre portion du corps se trouve comprimée.

Quand la pression a lieu sur un endroit très-limité, comme cela arrive pour le pli d'un bas, la couture d'une chaussure, le bord d'un chapeau, la partie comprimée s'enflamme, il se forme des gonflements, des ampoules, des plaies même, et la douleur est souvent très-vive. Lorsqu'un lien entoure une portion du tronc ou des membres et la serre fortement, comme cela peut arriver avec les cravates, les jarretières, etc., en outre de l'action qui se produit sur la peau, les vaisseaux se trouvent souvent comprimés de manière à gêner la circulation; de là des varices, des congestions, des engorgements, etc. Enfin, les parois des grandes cavités du corps, comprimées par les vêtements, gênent considérablement les organes intérieurs; c'est ainsi que les poumons, le cœur, le foie, etc., éprouvent souvent une très-grande gêne à exécuter les fonctions dont ils sont chargés. Il est donc toujours dangereux de comprimer une portion du corps, quelle que soit son entendue, et le plus grand nombre de ceux qui commettent cette imprudence, ignorant complétement la disposition anatomique des parties comprimées, ne se doutent guère du danger auquel ils s'exposent. Les individus qui se livrent à des travaux rudes surtout doivent éviter, avec le plus grand soin, que leur vêtement ne comprime la moindre partie de leur corps, car les efforts auxquels ils se livrent viendraient encore ajouter aux inconvénients de la constriction.

De la forme du vêtement résulte encore la conservation ou la perte du calorique animal; car, lorsqu'il est ample, l'air qu'il renferme a beaucoup de facilité pour se renouveler, et diminue par conséquent la chaleur du corps. Un vêtement médiocrement serré, au contraire, emprisonne une couche mince d'air qui contribue, ainsi que nous l'avons déjà expliqué, à conserver au corps son calorique naturel. Les Orientaux ont parfaitement compris les avantages des larges vêtements pour résister à une température élevée, et nous donnent un bon exemple à utiliser pour la saison des chaleurs, autant que cela est possible à concilier avec nos usages.

La protection plus ou moins complète que le vêtement apporte au corps de l'homme se rattache encore
à la forme de cette enveloppe. Selon les saisons et les
climats il convient de couvrir certaines parties du corps
et d'en laisser d'autres exposées à l'air ; mais il arrive
souvent que soit à cause du caprice de la mode, soit
parce que l'on ne sait pas se conformer aux exigences de la température, on découvre mal à propos
telle ou telle région, et beaucoup de fluxions de poitrine ou autres maladies des organes de la respiration
ne reconnaissent pas une autre cause. Que de femmes
entrent dans un bal les épaules et les bras nus sans se
douter que les usages du monde et un peu de coquet-
terie qui les porte à ce genre de toilette détermine-
ront, le lendemain de cette fête, une grave maladie qui
leur ravira une partie de leur beauté et peut-être
la vie!

Quoi qu'en aient dit les philosophes, l'homme est
fait pour porter des vêtements et les raisons qu'ils emploient pour prouver le contraire ne sont nullement
concluantes. Les mains et le visage sont, il est vrai,
presque toujours exposés à l'air, mais si la chaleur qui
est maintenue dans toutes les autres régions ne venait pas faire compensation, il y a des moments où l'on
ne pourrait supporter le froid ; on est d'ailleurs obligé,
dans beaucoup de circonstances, d'abriter le visage et
les mains. Dans quelques climats privilégiés le vêtement ne puise guère son utilité que dans la nécessité
de la décence, mais sur la plus grande partie de la surface du globe les vêtements sont indispensables à la

conservation de la santé. Tandis que les animaux naissent avec une fourrure dont l'épaisseur est proportionnelle à la rigueur de leur climat, l'homme vient au monde entièrement nu et périrait bientôt si le vêtement ne le protégeait ; ce n'est qu'à l'aide du vêtement et des perfections que lui a données la civilisation que l'homme peut parcourir les régions mêmes inhabitables, et asservir pour son bien-être particulier tout le reste de la création.

La *propreté des vêtements* a une très-grande influence sur la santé, et cette propreté a besoin d'être très-complète pour être salutaire. Beaucoup d'individus se contentent de l'apparence de la propreté, et pourvu que leurs habits de couleur foncée ne soient pas maculés par des taches apparentes, ils s'imaginent qu'ils sont suffisamment propres. Qu'on se figure combien serait sale un pantalon de drap blanc que l'on porterait pendant plusieurs mois, jusqu'à ce que son usure soit passablement avancée, surtout si ce pantalon avait servi tous les jours et si jamais il n'avait été nettoyé. Cependant la plupart des gens qui usent des vêtements de couleur foncée, les portent pendant un temps très-considérable, sans se douter qu'ils sont loin d'être propres, et leur étonnement serait grand si l'étoffe devenait tout à coup blanche en laissant seulement apparentes les taches qui la couvrent. Les vêtements les plus extérieurs doivent donc être souvent battus, brossés, lavés ou nettoyés, selon la nature du tissu qui les forme, et ce n'est pas seulement leur surface externe qu'il faut soigner; mais aussi la surface opposée ; c'est ainsi que les panta-

lons doivent être brossés avec autant de soin à l'intérieur qu'à l'extérieur, que les toiles qui les doublent
doivent être renouvelées aussitôt qu'elles sont sales.

L'usage du linge, répandu maintenant chez presque
tous les peuples, contribue énormément à entretenir la
peau dans un état de santé parfait. Les peuplades qui
jadis ne connaissaient pas le linge, étaient souvent affec-
tées d'éruptions et de dartres très-difficiles à guérir. La
facilité que l'on a de faire blanchir le linge et de lui
rendre son premier éclat, permet au moins d'entretenir
cette partie du vêtement dans un état de propreté convenable, et ceux qui se contentent de l'apparence exté-
rieure, sans songer qu'ils portent du linge sale, sont
vraiment bien coupables. Quelle que soit l'excellence de
la constitution, il est presque impossible de se bien porter si le linge dont on se sert n'est pas propre, et il y
aurait moins de danger à habiter une partie de la journée un endroit mal tenu et dépourvu de propreté, que
de porter constamment sur soi du linge imprégné de
saleté ; le séjour dans un lieu malsain n'est que momen-
tané, tandis que l'on porte avec soi le linge qui nuit aux
fonctions de la peau qu'il recouvre.

Les chemises de couleur ont l'inconvénient de ne pas
laisser voir si le linge est parfaitement blanc, et les ouvriers ont souvent la mauvaise habitude de les garder
plus que cela n'est nécessaire. Nous ne voyons donc
aucun avantage à porter ces chemises qui masquent
trop le véritable état du linge, et il suffit que l'on soit
exposé à salir davantage pour que l'on doive donner
la préférence à la toile blanche qui permet mieux de

fixer le moment opportun du nettoyage. Avoir du linge propre, même lorsque l'on est mal vêtu et pauvre, donne à celui qui le porte un certain cachet de distinction qui est remarqué de tout le monde, et là encore les lois de l'hygiène sont d'accord avec les règles de la bienséance. En vain les rêveurs et les hommes distraits mettraient-ils sur le compte de leur organisation la négligence qui préside quelquefois à l'entretien de leur toilette; en vain les ouvriers accuseraient-ils le temps qui leur manque ou leur peu d'aisance pour changer de linge ; ces excuses ne peuvent être admises, car on a toujours le temps de renouveler son linge, et le blanchissage en est très-peu coûteux.

Les hommes devraient prendre les animaux pour exemple, et observer avec quel soin ils veillent à la netteté de leur poil ou de leurs plumes qui représentent notre vêtement, et il est vraiment pénible de voir le palefrenier qui conduit son cheval à la rivière, parfois plus sale que l'animal lui-même.

ONZIÈME LEÇON.

Application des vêtements. — La tête et les coiffures. — Conditions d'une coiffure bien organisée. — Le chapeau moderne ; celui qu'on pourrait lui substituer. — Perruques et toupets. — De l'habitude de laisser la tête nue. — Coiffure du jeune enfant. — Du cou et de la cravate. — Organisation du cou. — Funestes effets de la cravate serrée. — Comment doit être la cravate.

Après avoir passé en revue toutes les lois générales relatives aux vêtements, examinons l'application des vêtements aux diverses parties qu'ils doivent couvrir, les conditions qui sont nuisibles et celles qui sont préférables, et les enseignements que l'hygiène doit en tirer.

Chaque partie du corps réclame un vêtement particulier qui soit en rapport avec sa forme et qui soit arrangé de telle façon que la protection la plus efficace en résulte pour la portion couverte ; ainsi les pieds, qui supportent tout le poids de l'individu et sont en contact avec le sol, ont besoin d'être entourés d'un vêtement solide ; ainsi le cou, qui se trouve dans des conditions oppo-

sées, n'a besoin que d'être enveloppé d'un léger tissu
Malheureusement les meilleures conditions sont loir
d'être toujours remplies, et nos usages ne sont pas constamment d'accord avec la raison.

Occupons-nous d'abord de la tête et voyons quels son
les moyens de protection qui lui sont destinés.

La *tête*, se trouvant naturellement exposée aux intem
péries de l'air, a souvent besoin d'être garantie ; de l
l'origine des chapeaux, bonnets, turbans et coiffures d
toute nature. S'il nous fallait envisager cette partie du
vêtement chez les différents peuples et surtout les nombreuses modifications que le temps lui a fait subir, nou
serions entraîné trop loin de notre but. Constatons seu
lement qu'en France, le chapeau des hommes, tel qu'or
le porte depuis de nombreuses années, est aussi ridicul
qu'incommode, et que ses qualités hygiéniques sont bier
minimes. Que doit-on en effet attendre d'une coiffur
bien organisée ? Qu'elle couvre la tête sans la comprime
ni l'accabler par son poids ; qu'elle n'accumule pas l
calorique vers cette partie du corps, que la tête, le visag
et le cou soient, suffisamment ombragés, et comme con
dition accessoire, qu'elle ne soit nullement embarras-
sante lorsqu'on veut la porter avec soi et laisser la têt
découverte. Loin de remplir ces conditions, le chapeau
s'appliquant exactement et circulairement sur le front
le comprime souvent douloureusement. La solidité qu
l'on est obligé de donner à son inutile échafaudage, l
rend pesant et insupportable dans la saison des chaleurs
Faisant, pour ainsi dire, corps avec la peau, afin que l
vent ne le puisse abattre, il ne permet pas à l'air qu'

renferme au-dessus de la tête de circuler librement et le calorique augmentant sans cesse, la tête se congestionne à chaque instant. De plus la mode exigeant quelquefois que les bords du chapeau soient très-étroits, ceux-ci ne préservent ni de la pluie ni du soleil. Enfin, lorsque le chapeau n'est plus sur la tête, il devient très-embarrassant, et c'est à peine si une main suffit à le retenir et à empêcher qu'il ne se brise au moindre choc.

Un jour le chapeau, tel qu'il existe à présent, disparaîtra de notre costume ; mais en attendant, ceux qui osent ou qui peuvent s'affranchir de la tyrannie de la mode, les ouvriers, par exemple, feront bien de porter des feutres souples et légers qui ne pèsent pas péniblement sur la tête et ne la compriment point, dont les larges bords puissent au moins remplir le rôle qui leur est assigné, et qui peuvent être rapidement logés sous le bras lorsque les mains ont tout à coup besoin de leur entière liberté.

Dans l'été le feutre peut être remplacé par le chapeau de paille ou d'écorces, qui est encore plus léger et plus perméable à l'air, et quel que soit l'état de la température, la couleur blanche devra être préférée, parce que la tête est toujours suffisamment chaude et a généralement besoin d'être dégagée du calorique qui l'accable.

Si nous comparions entre elles les différentes coiffures des femmes, depuis les hauts bonnets des paysannes normandes, jusqu'aux légers réseaux des ouvrières parisiennes, nous trouverions encore un ample aliment à la critique; mais il suffit que l'on comprenne quels sont les services que l'on doit exiger d'une coiffure bien organisée pour que l'on soit à même de corriger, autant que possible, ce que l'usage a donné de défectueux à celles dont les dames se servent.

N'en déplaise aux artistes en cheveux qui imitent si bien la nature, nous sommes peu partisan des perruques et toupets artificiels, car joint à ce qu'ils nuisent souvent aux fonctions de la peau de la tête, ils donnent quelquefois à ceux qui les portent l'aspect d'une caricature. Mais il est des circonstances dans lesquelles une extrême sensibilité au froid nécessite l'usage de la chevelure postiche. Ce sont alors des habitudes que l'on doit respecter en donnant toutefois le conseil de ne jamais employer ni colle ni enduits d'aucune nature pour fixer les toupets. Il reste presque toujours quelques cheveux que l'on peut utiliser pour placer de légers crochets qui ne doivent jamais, dans tous les cas, exercer le moindre tiraillement. Pendant la nuit on peut toujours remplacer ces chevelures par un léger bonnet, afin que l'air puisse circuler plus librement autour de la tête.

Les personnes qui n'ont point perdu leurs cheveux doivent s'habituer de bonne heure à coucher tête nue. Dans l'intérieur des appartements, que ce soit pendant la nuit ou pendant le jour, la tête n'a pas besoin d'être couverte; les cheveux suffisent pour la protéger, et se conservent eux-mêmes beaucoup plus longtemps s'ils ne sont ni froissés ni enfermés sous une étoffe quelconque. Laisser ordinairement la tête couverte ou découverte n'est qu'une affaire d'habitude, et l'on conçoit que dans le dernier cas le cuir chevelu fonctionnera en toute liberté. Il est donc important d'accoutumer les enfants à ne pas se couvrir la tête, soit pour dormir, soit pour rester au logis; il n'y a que les très-petits enfants et quelques vieillards qui doivent faire exception à cette règle.

Le docteur Londe, dont les recherches savantes ont éclairé de nombreuses questions d'hygiène, et qui a tant contribué aux progrès de cette science, s'exprime ainsi à propos de la coiffure des jeunes enfants :

« Lorsque l'enfant n'a point encore de cheveux , et que l'on croit devoir lui donner une coiffure qui lui en tienne lieu, que cette coiffure ne soit ni chaude, ni pesante ; chaude , elle augmente l'action perspiratoire de la tête jusqu'à un degré morbide , produit ces prétendues *gourmes* qu'on n'observe jamais sur l'enfant dont la tête reste découverte, qui ne sont point une dépuration nécessaire et préservatrice de maladies , comme le croit le vulgaire, mais dont, au contraire, l'apparition introduit une chance très-défavorable à la santé, parce qu'elles peuvent se supprimer, et que la disparition d'une évacuation, même vicieuse, pour peu que l'on y soit accoutumé, devient souvent cause de maladies. Les coiffures qui sont moins destinées à conserver la chaleur qu'à prévenir l'effet des chutes, comme les bourrelets à jour, espèce de couronne de carton matelassée, sont encore inutiles; car l'enfant qui ne marche pas ne peut tomber ; et quand il marchera, ses chutes n'auront aucune espèce d'inconvénients, si la nature seule a été son gymnasiarque , et qu'on ne lui ait point appris à

marcher à l'aide de lisières ou de quelque autre invention que ce soit. »

Plus loin, après avoir raconté comment fut élevé un
enfant pour lequel on lui demanda des conseils, cet
auteur ajoute : « La coiffure de l'enfant sera donc un
bonnet de toile recouvert d'un autre de mousseline.
Après le second mois, lorsque la saison est belle, on
peut laisser la tête de l'enfant découverte ; plus tard, sa
chevelure, dont on ne doit rien retrancher sous prétexte de la faire épaissir, parce que le cheveu se bi-
furque rarement loin du bulbe, et que la coupe, loin
de cette partie, n'a d'autre effet que d'y développer une
vitalité morbide, sera la coiffure la plus commode et la
plus saine. L'habitude de rester tête nue mettra l'enfant
à l'abri des coryzas (*rhumes de cerveau*), des maux de
gorge, etc. » (*Dictionnaire de médecine et de chirurgie
pratiques*).

Le *cou* des femmes reste généralement découvert ; à
l'exception des habitants de l'Orient, il est rare que les
hommes ne l'entourent pas de cette portion du vêtement que l'on nomme la cravate. Puisque l'usage a
établi son empire sur la cravate, il serait puéril de
lutter contre lui, et la cravate, quant à présent, est
inexpugnable, tant elle est abritée par nos habitudes
sociales. Les cols de crin, de baleine flexible ou de poil
de sanglier tendent de plus en plus à disparaître, mais
la cravate reste plus apparente et plus nuancée que
jamais. Il faut bien dire cependant quels sont tous les
dangers auxquels elle expose celui qui la porte, et
comme on ne peut conclure à sa suppression, on com-

prendra du moins quelles sont les modifications qu'elle doit subir.

Le cou est parcouru par de très-gros vaisseaux, veines et artères, qui sont très-superficiels dans cette région du corps, et qui sont destinés les uns à conduire le sang du cœur vers la tête, ce sont les artères; les autres, à rapporter le sang de la tête vers le cœur, ce sont les veines. En avant du cou se trouve placé le conduit aérien qui sert de passage à l'air, lorsqu'il entre dans les poumons ou lorsqu'il en sort. Ces organes importants n'empêchent pas que le cou ne soit appelé à se mouvoir à chaque instant avec une très-grande rapidité, et que ses mouvements ne soient très-étendus.

Quel rôle jouera donc la cravate sur les phénomènes qui doivent se passer dans cette région? Pour peu qu'elle soit un peu serrée, le sang éprouvera une certaine difficulté à parcourir les artères, et il circulera plus difficilement encore dans les veines jugulaires qui sont très-faciles à comprimer. Dès lors, le sang séjournant dans le cerveau et ses enveloppes produit des douleurs de tête, des vertiges, et peut même déterminer des apoplexies. La face est rouge, les yeux sont injectés, les paupières boursouflées, et le patient se trouve dans la situation de ces militaires dont parle Percy, qui étaient obligés par l'ordre de leur colonel de serrer fortement le col qui leur étreignait le cou, afin que la face devenant rouge, ils aient ce qu'on appelle bonne mine.

Les plus grands dangers peuvent résulter de cette habitude funeste de serrer les cravates, et beaucoup de personnes qui l'ont contractée depuis longtemps, ne songent pas qu'elle est la cause des malaises qui les tourmentent. On a dit que les gens dont le cou est volumineux et court doivent particulièrement éviter de porter une cravate serrée, mais il n'y a d'exception pour aucun âge ni aucune constitution ; jamais les vaisseaux du cou ne doivent subir la plus légère compression. Il en est de même du conduit aérien qui doit toujours rester parfaitement libre ; car, s'il est comprimé, l'air pénétrant difficilement, les poumons fonctionnent mal, et de là, la source d'une foule d'indispositions et une prédisposition à contracter des maladies graves des organes de la respiration. D'ailleurs, lorsque l'air ne pénètre pas facilement dans la poitrine, les mouvements musculaires deviennent très-difficiles, et il en résulte que ceux qui sont obligés de se livrer à un travail qui demande un peu de force, trouvent là un obstacle insurmontable. Chez les jeunes gens dont le corps n'a pas encore acquis les dimensions qu'il doit avoir plus tard, la poitrine reste rétrécie, et son manque de développement nuit considérablement à la constitution.

On voit que les inconvénients qui résultent d'une cravate serrée sont nombreux et très-sérieux, et si l'on ajoute à ceux qui viennent d'être indiqués, des ulcérations et des callosités de la peau du cou, signalées par les auteurs, il y a de quoi effrayer les moins timides. Tous les avantages sont d'ailleurs acquis à ceux qui ne s'exposent pas à ce danger, car on a remarqué que les individus auxquels leur position sociale permet de s'affranchir habituellement de la cravate, sont généralement exempts des maux de gorge et autres affections de la même région, tandis que ceux qui s'enveloppent avec des étoffes épaisses qui leur font trois ou quatre fois le tour du cou, sont exposés à contracter à chaque instant des enrouements et même des inflammations de la gorge.

La cravate doit donc toujours se composer d'une étoffe très-douce et très-légère, attachée très-lâchement et serrant si peu le cou, que plusieurs doigts puissent être facilement introduits entre elle et les parties qu'elle recouvre. Elle doit se prêter à tous les mouvements et gêner si peu les vaisseaux et le conduit aérien, que celui qui la porte s'aperçoive à peine de sa présence. Les chanteurs, les orateurs, ceux qui se livrent aux travaux de l'esprit, comme ceux qui éprouvent la fatigue du corps, doivent particulièrement éviter la gêne de la cravate. Enfin, pendant le sommeil, il faut toujours laisser le cou complétement libre.

DOUZIÈME LEÇON.

Le tronc et les membres. — De la chemise et des conditions qu'elle doit avoir. — Le caleçon ; ses usages et ce qu'il doit être. — Du pantalon et de la culotte ; nombreux inconvénients à éviter. — Le gilet. — L'habit et la redingote. — La blouse et ses avantages. — Du manteau et de ceux qui sont imperméables. — La ceinture.

Le *tronc* et les *membres* sont ordinairement protégés par plusieurs couches de vêtements ayant chacune des fonctions spéciales et se modifiant de cent manières différentes selon les climats, les saisons, les mœurs des peuples, le sexe, l'âge, les professions, etc. En France, la forme du vêtement extérieur est souvent influencée par la mode sans qu'aucune raison ayant l'hygiène pour principe préside à ces nombreux changements ; il n'y a guère que les vieillards qui échappent à la tyrannie de la mode et qui savent mépriser ses révolutions. Le linge qui couvre le corps, ne se voyant que très-peu, ne subit guère toutes ces modifications ; aussi la chemise et le caleçon de toile diffèrent-ils à peine de ce qu'ils étaient il y a un siècle et rendent-ils toujours des services aussi importants.

La *chemise* est de toutes les pièces du vêtement l'une des plus précieuses pour la santé ; appliquée directement sur la peau, elle la préserve du contact trop rude des étoffes de laine ou autres, elle se charge des matières sécrétées, s'empare du produit de la transpiration qu'elle laisse bientôt s'évaporer et contribue à la propreté du corps par la facilité avec laquelle on la remplace.

Que la chemise soit en toile de chanvre ou de lin ou en toile de coton, peu nous importe ; déjà nous avons dit que le contact du coton n'est nullement malfaisant ; il ne peut donc y avoir dans la préférence que l'on accorde à l'une ou à l'autre substance qu'une question de température ; mais ce qui est beaucoup plus important, c'est la forme de cette partie du vêtement. La forme générale est toujours à peu près la même, ainsi que nous le disions tout à l'heure, mais parfois on fait les chemises beaucoup trop étroites au col et aux poignets. Lorsque le cou est serré fortement par le col de la chemise, les inconvénients que nous avons signalés pour la cravate se produisent ; et qu'on ne croie pas que ceux-là mêmes qui les éprouvent sont toujours habiles à les reconnaître ; nous avons vu des gens dont la face rouge, le cou gonflé, les yeux étincelants attestaient qu'ils étaient étranglés par leur chemise et qui ne paraissaient pas s'en douter, il fallait leur faire voir la cause de leur malaise avant qu'ils songeassent à y remédier.

De même que pour la cravate, le col de la chemise
doit être assez peu serré pour que l'on puisse introduire
deux ou trois doigts entre le cou et lui. La chemise
étant directement appliquée sur la peau, il y aurait
encore plus d'inconvénients à ce qu'elle exerçât une
constriction qu'il n'y en aurait pour la cravate. Quant
aux poignets de la chemise, leur étroitesse a des résultats moins graves, mais elle détermine toujours le gonflement des mains, l'engorgement des veines qui les
parcourent, et en serrant les tendons nuit à la puissance
des muscles. Les personnes qui se livrent à des travaux
rudes doivent surtout éviter de porter des chemises qui
leur compriment le poignet.

Le plus grand des avantages de la chemise, c'est son
extrême propreté, aussi doit-on la renouveler le plus
fréquemment possible. Si l'ouvrier qui économise quelquefois, pendant une semaine, le blanchissage d'une chemise, ne dépensait pas en tabac une partie de son gain,
il pourrait avoir tous les deux jours ou tous les jours
mêmes une chemise propre, ce qui vaudrait bien l'habitude de chasser devant lui des bouffées de fumée. Le
luxe du linge blanc chez l'homme qui sue beaucoup et
qui est exposé à toutes les causes qui salissent les vêtements, serait une originalité de bon goût, et nous ne
doutons pas que sa santé n'y trouvât un très-grand
avantage. C'est parce que l'usage opposé est généralement en faveur chez les ouvriers que nous avons déjà
blâmé, dans une autre leçon, l'usage des chemises de
couleur qui masquent mieux que les chemises blanches
le manque de propreté.

Quelle que soit la négligence apportée au changement de linge, il est indispensable de changer de chemise soir et matin, car c'est déjà beaucoup de laisser le linge en contact avec la peau pendant quinze à seize heures ; lorsqu'il est à l'air libre l'humidité et les miasmes dont il est imprégné s'évaporent et il se trouve purifié au moins en partie.

Le *caleçon* de toile n'est pas comme la chemise employée par tous, parce que beaucoup d'individus ne sont pas pénétrés de son utilité ; cependant cette partie du vêtement contribue puissamment à l'intégrité des fonctions de la peau, car, ainsi que la chemise, le caleçon est soumis à de fréquents blanchissages et remédie aux inconvénients du pantalon d'hiver, dont le nettoyage est plus difficile. Pendant la marche, le caleçon préserve les membres inférieurs de la poussière et des insectes qui se trouvent à la surface du sol. Ainsi que la chemise il se charge des sécrétions de la peau et la préserve du contact des étoffes plus grossières. Les individus qui ne portent pas habituellement le caleçon éprouvent souvent pendant les chaleurs de l'été ou par un froid rigoureux des inflammations superficielles de la peau occasionnées par le froissement du pantalon. Le caleçon est donc chose indispensable, il participe aux mêmes avantages que la chemise ; aussi recommandons-nous énergiquement son emploi ; mais il nécessite également certaines précautions, et à part les soins de propreté, il est nécessaire qu'il ne produise aucune compression ni aux jambes ni à la ceinture. Lorsque l'extrémité inférieure du caleçon exerce une pression circulaire sur les jambes, elle contribue à produire des varices, détermine le gonflement des pieds et nuit considérablement à la marche. Si c'est la ceinture qui est serrée, les organes contenus dans le ventre sont gênés dans leurs fonctions et peuvent même finir par être altérés dans leur forme ; il est donc indispensable que le caleçon enveloppe la jambe sans l'étreindre, et qu'il soit arrêté par la saillie des hanches sur lesquelles il s'appuiera au lieu de comprimer la taille.

La chemise et le caleçon, ainsi que nous venons de le voir, contribuent à la propreté du corps ; la portion de vêtement qui vient immédiatement après, c'est-à-dire le *pantalon*, n'est autre chose qu'une enveloppe protectrice contre les vicissitudes atmosphériques. Lorsque le pantalon est trop large, il gêne la marche de celui qui le porte, et protège mal le corps contre le froid. Trop étroit, il a beaucoup d'autres inconvénients qui ont été parfaitement résumés par Percy, dans son *Histoire hygiénique de la Culotte*, à propos de ce qui se passait autrefois dans l'armée. « On se souvient, dit-il, que dans plusieurs de nos anciens régiments, il fallait quelquefois deux hommes pour en aider un troisième à mettre sa culotte, tant elle était éloignée des proportions qu'elle eût dû avoir. C'était, de la part des chefs, un caprice auquel personne ne pouvait se soustraire. Le soldat, condamné à s'enfermer dans une pareille prison, ne marchait qu'avec difficulté, et se fatiguait d'autant plus que les muscles comprimés en tous sens, exigeaient pour leur contraction une plus grande dépense de forces. Il n'était bien que debout, encore dans cette position le cours du sang était-il plus ou moins gêné, ce qui l'exposait aux engorgements des glandes de l'aine, aux varices, aux anévrismes. Lorsqu'il se courbait, il éprouvait aux lombes et au bas-ventre un resserrement qui lui ôtait la respiration, lui portait le sang à la tête et le privait momentanément de toute activité. C'était bien pis encore quand il fallait mettre un genou à terre, soit à l'exercice pour faire feu au premier rang, soit à quelque cérémonie religieuse ; rien n'égale la douloureuse contrainte où il se trouvait alors. La plupart des hernies auxquelle sil était si sujet ne reconnaissaient pas d'autre cause. Les sciatiques, les hémorrhoïdes, les maladies sexuelles provenaient également de cet abus. Le coup d'œil était satisfait, mais la santé des hommes s'altérait sensiblement. »

Ce tableau donne une idée exacte des funestes effets de la compression exercée par la culotte, et l'on comprend que si la pression n'est que médiocre, les résultats, quoique moins intenses, n'en sont pas moins pernicieux pour la santé.

La manière dont le pantalon est soutenu est encore très-importante à considérer : généralement, c'est à l'aide de bretelles qui prennent leur point d'appui sur les épaules que le vêtement est attaché; une demi-ceinture formée par deux pattes qu'une boucle réunit vient aider au mode de suspension. Nous ne blâmons pas l'usage des bretelles, quoique les gens qui ne sont pas très-gras et qui n'ont pas le ventre très-saillant puissent parfaitement s'en passer, mais elles doivent toujours être élastiques, afin de se prêter aux inflexions du corps, de ne pas gêner la respiration et de ne pas comprimer douloureusement les épaules. Le pantalon ne doit pas s'élever jusqu'à la poitrine, comme cela avait souvent lieu autrefois ; ainsi construit, il gêne les fonctions des poumons, ce qui n'arrive pas lorsqu'il commence seulement un peu au-dessus des hanches.

Que dirions-nous du *gilet* qui n'ait déjà été exprimé à l'occasion du pantalon ou de la culotte. Le plus grand inconvénient qu'il puisse avoir est de serrer la taille et de produire ainsi quelques-uns des inconvénients déjà signalés ; c'est donc une faute qu'il faut savoir éviter. Puis, le gilet faisant partie de la seconde enveloppe protectrice du corps, il est important qu'il soit assez long pour recouvrir le haut du pantalon auquel il forme ainsi une sorte de prolongation.

On sait que le vêtement le plus extérieur, celui qui est destiné à couvrir les différentes pièces que nous venons de passer en revue, est l'*habit* ou la *redingote;* lorsque le premier est court, il constitue la veste, et la seconde, selon la forme qu'on lui donne, prend le nom de paletot ou une autre dénomination. Ces différents vêtements ont, à juste titre, excité la critique, tant leur forme est étriquée et souvent ridicule ; il y aurait, en effet, presque autant à dire sur les habits et redingotes que sur le chapeau moderne dont nous avons signalé les nombreux défauts ; nous nous abstiendrons néanmoins de cette critique qui nous entraînerait trop loin , et nous devons même avouer que l'activité des relations sociales à laquelle nous sommes tous habitués, est favorisée par l'usage de l'habit court.

Ce qui importe le plus dans la construction de l'habit ou de la redingote, c'est qu'ils entourent exactement le haut du corps et les membres supérieurs, sans exercer la moindre compression ; qu'ils ne gênent point la poitrine lorsqu'ils sont boutonnés, et que les bras ne soient comprimés en aucun point de leur longueur, afin que leurs mouvements soient faciles, et que les muscles, vaisseaux et nerfs soient libres dans tout leur trajet. La *blouse* ne nécessite pas toutes ces précautions ; c'est un vêtement précieux pour la saison d'été, et on peut remarquer que depuis quelques années certains vêtements tels que le paletot-sac tendent à se rapprocher de sa forme. La blouse tient en effet le milieu, sinon pour sa longueur, au moins pour son ampleur entre nos habits et les vêtements flottants des orientaux ou les draperies majestueuses du costume antique. C'est avec une très-grande raison que les ouvriers font usage de la blouse, surtout lorsque leur genre de travail permet les vêtements larges.

Enfin, tous les vêtements que nous venons d'examiner reçoivent quelquefois dans l'hiver le *manteau* pour complément ; c'est une pièce fort utile, exempte d'inconvénients, à l'exception de son poids, qui est souvent très-gênant pour la marche. Quant aux manteaux imperméables, dits manteaux-caoutchouc, l'espèce de faveur dont ils jouissent ne peut être de longue durée, car ils nuisent à l'évaporation de la transpiration de la peau ; cette vapeur vient se condenser à leur surface interne, et ils concentrent trop le calorique. Ils ne sont réellement tolérables que parce qu'ils ne sont pas véritable-

ment imperméables; en effet, la dissolution de caoutchouc qui les couvre ne suffit pas à intercepter très-longtemps l'eau qui tombe en pluie battante.

Le tronc est dans quelques pays entouré d'une *ceinture* ; lorsqu'elle est souple et large, elle est souvent d'un grand secours, car elle soutient le ventre et la région des lombes, et remplit l'office de mains protectrices dont l'application méthodique viendrait donner un point d'appui aux muscles, lorsqu'un effort est nécessaire. En outre, elle préserve le ventre du froid, et ne peut devenir nuisible que si elle est trop serrée.

Il ne nous reste plus maintenant à considérer que le mode de vêtement des extrémités du corps, nous nous en occuperons dans la prochaine leçon.

TREIZIÈME LEÇON.

De l'usage des bas. — Les jarretières. — Des chaussures ;
leur forme vicieuse et ce qu'il faut éviter. — Emploi des
gants. — Du vêtement selon le sexe. — Du corset ; inconvénients et avantages. — Influence de l'âge sur le vêtement. — Le maillot. — Vêtements de l'enfant ; de l'adulte.
— Vêtements humides. — De la propreté du vêtement de
laine. — Vêtements du vieillard. — Modifications relatives
aux professions.

Les *bas* sont pour les jambes des moyens de protection très-efficaces ; aussi, dans certains pays où la misère prive les paysans de l'usage des bas, observe-t-on
de nombreuses dartres et autres maladies de la peau des
jambes. Au moyen de ce vêtement qui entoure exactement la jambe dans toute sa longueur, et qui, par sa
souplesse, se prête à tous ses mouvements, la peau se
trouve préservée de tout contact nuisible, les produits
de la transpiration sont absorbés par l'étoffe, et les pieds
sont un peu garantis contre la dureté de la chaussure.
Mais les bas exigent les soins de propreté les plus minu-
tieux, et plus qu'aucune autre pièce du vêtement, ils

doivent être soumis à de fréquents lavages; s'ils ne sont pas propres, au lieu de contribuer à l'intégrité de la peau, ils deviennent pour elle une cause de maladie.

Le plus grand inconvénient attaché à l'usage du bas est la *jarretière;* quelque souple qu'elle soit, elle exerce toujours une certaine compression qui amène, surtout chez ceux qui y sont prédisposés, des engorgements des jambes, des varices et des ulcères très-opiniâtres. Il faut donc que les jarretières soient faites avec un tissu très-extensible, et qu'elles soient si peu serrées que celui qui les porte s'aperçoive à peine de leur présence. C'est toujours au-dessus du genou et non au-dessous qu'elles doivent être placées, parce que, en cet endroit, les gros vaisseaux qui se trouvent dans le creux du jarret sont mieux protégés contre la compression.

La *chaussure* a pour type, dans nos climats, le soulier de cuir qui se transforme de mille manières, selon la saison ou les besoins de chacun; tantôt il est constitué par une simple étoffe doublée, dont la semelle seule est en cuir très-mince, tantôt il est représenté par une bottine élégante à l'usage des femmes, ou bien il est surmonté d'une longue tige qui en fait une botte, laquelle subit encore de nombreuses modifications depuis la botte vernie de nos élégants jusqu'aux lourdes bottes à l'écuyère des cavaliers de nos régiments. Quelle que soit la variété de la chaussure, le pied se trouve à peu près enveloppé, et il ne peut guère en être autrement, car l'instabilité de l'état atmosphérique et la boue qui couvre fréquemment le sol ne nous permettent guère d'employer la sandale ou le cothurne des peuples méridionaux.

La mode ne devrait avoir aucune influence sur le soulier, car tout devrait être sacrifié pour la commodité de
la marche, et cependant nous voyons la chaussure varier de forme à chaque instant, tantôt elle est arrondie
du bout, tantôt elle est carrée, et quelquefois elle est
très-pointue. On comprend tout ce que nous aurions à
dire contre ces changements nuisibles et ridicules, mais
puisque peu de personnes ont le courage, au moins dans
nos villes, de braver l'usage en faveur, nous conseillons
à chacun de faire en sorte que sa chaussure se rapproche le plus possible de la configuration du pied, lorsqu'il est libre et appuyé sur le sol, que jamais elle ne
soit assez étroite pour que les orteils puissent chevau-
cher les uns sur les autres, ou se trouver déformés, que
le cuir soit très-souple et permette les mouvements de
flexion du pied sur la jambe si importants pour la marche, enfin que les talons soient aussi bas que possible,
car l'usage des hauts talons est excessivement pernicieux. Lorsque l'extrémité postérieure du pied est élevée par la chaussure, le poids du corps se porte sur les
orteils qui sont sans cesse en effort pour résister, les
chutes se produisent très-facilement, et la luxation du
pied peut être favorisée par cette situation ; abandon-
nons donc l'usage des hauts talons qui s'éloignent tant
de la forme naturelle du pied, et qui peuvent tout au
plus flatter la vanité de ceux qui ne sont pas contents de
la taille qui leur a été dévolue.

Qu'on se souvienne bien que les cors, durillons, oi-
gnons, etc., sont plus souvent produits par le contact de
chaussures trop résistantes que par l'étroitesse de ces

mêmes chaussures; c'est ainsi que les sabots, qui sont ordinairement très-larges et permettent au pied de s'étendre, déterminent très-facilement des cors et callosités très-douloureux. Porter, dès l'enfance, des chaussures très-souples, est donc le grand secret pour éviter les cors. Aucune substance n'est, au reste, plus précieuse pour la chaussure et ses exigences que le cuir, car il peut être très-doux, très-extensible, et défendre parfaitement les extrémités inférieures contre les chocs qui les atteindraient à chaque instant. Le cuir ne préserve pas complétement le pied de l'humidité, mais grâce aux chaussures américaines en caoutchouc elle peut être bravée jusqu'à un certain point.

Les extrémités supérieures ont aussi leurs moyens préservatifs contre le froid et les frottements qui pourraient les endommager : tout le monde connaît la ressource si précieuse des *gants* qui ne sont pas seulement un objet de luxe, mais qui, dans l'hiver, empêchent les mains d'être atteintes par les gerçures, engelures, engourdissements, etc. A l'aide des gants on pourrait aussi entreprendre, sans danger pour la peau, certains travaux et certaines manipulations qui deviendraient beaucoup plus faciles à exécuter ; malheureusement les ouvriers négligent souvent les précautions les plus simples, tandis qu'ils pourraient s'éviter des affections dartreuses et autres infirmités. Les gants sont fabriqués avec la peau, la laine, la soie, le fil, le coton, etc., car on utilise toutes ces substances, selon le but qu'on se propose. Cette partie du vêtement n'est pas à dédaigner, elle contribue à entretenir la délicatesse de la peau et la finesse du tact indispensable pour l'exercice de plusieurs arts et professions.

Nous venons de passer en revue l'application des vêtements aux diverses régions du corps, mais on a pu remarquer que nous nous sommes surtout occupé du vêtement de l'homme, et cependant celui de la femme en diffère assez notablement pour mériter quelques explications. Les robes et les jupons flottants ont bien leurs inconvénients, mais ils ont aussi des avantages hygiéniques appréciés depuis bien des siècles. La portion du vêtement des femmes qui a le plus occupé l'attention des médecins est le corset.

Des critiques très-multipliées sur le *corset* se sont succédé à toutes les époques, car il n'est pas d'invention moderne, et la plus concluante que l'on puisse faire à son égard est de rapporter ce que l'on observe dans les hôpitaux destinés aux vieillards, lorsque l'on y pratique l'autopsie des femmes. On constate souvent, en effet, que la base de la poitrine est considérablement déformée, que les organes internes ont éprouvé une compression qui a modifié leur forme et les a déviés de leur direction ; c'est ainsi que le foie porte fréquemment la trace d'un étranglement qui le divise en deux portions, que l'estomac est refoulé en bas par l'une de ses extrémités, que les poumons sont affaissés, que la matrice est abaissée, et qu'il est enfin peu d'organes appartenant aux cavités de la poitrine ou du ventre qui n'aient eu à souffrir de la présence prolongée du corset. Plusieurs des fonctions importantes de l'organisme souffrent donc de ce vêtement, surtout lorsqu'il est bardé de fer et de baleines; des maladies du cœur, des hémorrhagies des poumons ou autres affections de ces organes, des digestions très-laborieuses sont souvent la conséquence du corset.

Ce n'est pas tout, il nuit encore au développement des formes extérieures, et beaucoup de femmes, surtout dans nos villes, sont privées d'allaiter leurs enfants parce que cette partie du vêtement a altéré le développement des organes destinés à la lactation.

Tous ces inconvénients doivent-ils faire bannir complétement le corset? Non, car chez les femmes très-grasses son soutien est souvent nécessaire, et le corset qui ne fait que maintenir la taille sans la comprimer est utile à beaucoup d'entre elles. Lorsque son rôle est d'ailleurs réduit à une espèce de ceinture, il sert de point d'appui aux autres pièces du vêtement dont il diminue quelquefois la compression, mais on doit proscrire le corset chez les jeunes filles impubères, et surtout ne pas le permettre aux femmes enceintes. Dans ce dernier cas, il nuit au développement et à l'accroissement du fœtus, contribue à préparer des accouchements laborieux et met obstacle au premier travail de la sécrétion du lait. La femme qui porte un enfant dans son sein est responsable envers lui des accidents qu'elle lui procure et dont il peut se ressentir pendant toute sa vie. Il est bien prouvé d'ailleurs que si les accouchements sont plus faciles dans les campagnes, cela tient, en grande partie, à ce que le corps des femmes grosses n'est soumis à aucune compression et particulièrement à celle du corset. Ne rejetons donc pas complétement l'usage de cette partie du vêtement, mais ne l'employons que dans des circonstances données et lorsque par sa forme et les matières qui le composent il est tout à fait inoffensif.

L'âge a, comme le sexe, une certaine influence sur le vêtement. Ainsi celui du nouveau-né doit être chaud, facile à enlever et à changer, et composé surtout de linges moelleux et n'exerçant sur l'enfant aucune espèce de compression. Tout le monde s'est élevé contre le maillot, et à ce propos on a cité mille fois J.-J. Rousseau qui s'écriait dans son livre, à propos de la souffrance occasionnée par le maillot : « Ils crient du mal que vous leur faites ; ainsi garrottés vous crieriez plus fort qu'eux. » Mais Rousseau n'est pas le seul qui se soit élevé contre cette torture des nouveau-nés. Avant, pendant et après lui on a flétri cet usage barbare, et cependant dans quelques pays on n'a pu encore faire abandonner le maillot. On sait que la principale pièce du maillot est une bande dont la longueur est égale à sept à huit fois celle du corps de l'enfant. A l'aide de cette bande on l'entoure en le serrant fortement depuis l'extrémité des pieds jusqu'aux épaules de manière à ce qu'ainsi ficelé il forme une sorte de paquet inflexible ; ce n'est qu'au bout de six semaines que les bras ne sont plus enfermés dans la bande, et encore pendant le jour seulement. Il serait à désirer que les maires, les curés et tous ceux qui exercent dans les campagnes une autorité quelconque dénoncent à la justice ceux auxquels leurs conseils ne peuvent faire abandonner le maillot.

A un âge plus avancé le vêtement de l'enfant est encore souvent très-mal organisé et peu en rapport avec sa constitution et ses habitudes. M. Ratier nous semble avoir formulé des préceptes qui résument très-bien la solution de la question. « Il faut, dit ce médecin, que les habits des enfants soient suffisants pour les garantir du froid, confectionnés de manière à n'exercer aucune constriction, être assez nombreux pour pouvoir être souvent changés, et n'être jamais assez précieux pour que la crainte de les gâter empêche les enfants de se livrer aux jeux de leur âge. »

L'homme adulte peut mieux que l'enfant se familiariser avec l'intempérie des saisons, et il est important qu'il ne se vêtisse pas trop, car l'habitude de porter des vêtements trop chauds et trop nombreux prédispose à une sensibilité de la peau qui est très-préjudiciable à la santé. C'est précisément dans l'âge où la chaleur animale a le plus d'activité qu'il faut savoir la mettre à profit pour lutter contre l'inclémence du climat, et préparer la santé à venir.

Il est cependant certaines précautions qu'on ne doit jamais négliger, et de ce nombre est celle de se dépouiller des vêtements qui sont mouillés au lieu de les laisser sécher sur soi, car l'évaporation de l'eau enlève au corps une portion notable de calorique, et de là résultent souvent des rhumatismes, des fluxions de poitrine, des fièvres intermittentes, etc., etc.

La propreté des gros vêtements est aussi une chose indispensable, nous l'avons recommandée à plusieurs reprises, parce que généralement on ne pense qu'à la portion du vêtement qui peut être lavée facilement, sans songer que les habits de drap doivent subir aussi

des nettoyages fréquents, être battus, brossés, exposés
à l'air et purifiés par tous les moyens possibles. Cela est
d'autant plus important que les vêtements de laine sont
ceux qui conservent le plus longtemps et avec le plus de
force les émanations du corps et les miasmes de l'atmosphère, et qu'ils retiennent et transmettent ainsi les
principes des maladies contagieuses.

Les vêtements du vieillard doivent, ainsi que ceux de
l'enfant, être chauds et doux, car, dans un âge avancé
comme dans les premiers temps de la naissance, la production de la chaleur animale est très-peu active, et il
faut employer tous les moyens possibles pour empêcher
sa dispersion. Cependant le vieillard doit comme l'adulte
prendre la saison et le climat en considération, car s'il
s'affuble sans raison de chaudes fourrures et de vêtements
ouatés, il se trouvera dépourvu au jour de la maladie,
lorsqu'il sera nécessaire d'employer la chaleur comme
moyen de traitement. Les vêtements nombreux sont
d'ailleurs souvent très-lourds, et viennent encore opprimer par leur poids les faibles forces de la personne âgée.

Certaines professions nécessitent des modifications
dans la forme du vêtement, c'est ainsi que la blouse
dont nous avons vanté les avantages est nuisible dans
les usines où des rouages marchant par la vapeur sont
sans cesse en mouvement ; trop souvent une portion de
blouse engagée dans un engrenage a entraîné celui qui
la portait et causé sa mutilation. On conçoit que les professions qui laissent une portion du corps au repos,
nécessitent que la partie restée immobile soit préservée
contre le froid ; il en est de même dans les cas où le

corps est exposé à l'humidité ou à d'autres causes de malaise.

Là, se borne ce que nous avions à dire des vêtements ; nous avons dû restreindre notre étude à ce qui se passe dans nos climats, car cette question comporterait, si elle n'était pas limitée, des développements presque sans fin.

QUATORZIÈME LEÇON.

Importance du régime alimentaire pour la santé. — Quantité
des aliments réglée sur les besoins. — Régime de l'enfant.
— Pourquoi les nourrices perdent beaucoup d'enfants. —
Alimentation proportionnée à l'âge. — Régime de l'homme
fait. — Nombre des repas; importance de leur régularité.
— Régime du vieillard; exemple curieux de longévité. —
Régime des femmes. — Influence de la constitution et du
tempérament sur le régime.

Le régime alimentaire de l'homme, c'est-à-dire tout
ce qui regarde la quantité et la qualité des aliments qui
lui sont nécessaires, ainsi que les habitudes qui s'y rap-
portent, a une importance considérable pour sa santé;
aussi les hommes de science ont-ils, à toutes les époques, multiplié leurs travaux et leurs expériences pour
éclaircir cette intéressante partie de l'hygiène. On comprend en effet que si la quantité des aliments n'est pas
suffisante pour développer nos organes et réparer leurs
pertes, que si au contraire elle est trop considérable,
ou que les substances alimentaires manquent des qualités qui leur sont indispensables, la santé est rapidement altérée.

Il est très-difficile de fixer d'une manière précise la quantité de matière nutritive nécessaire à l'alimentation humaine, et malgré tous les calculs qui ont été faits pour déterminer le poids et la mesure de la ration, on est obligé de revenir à l'application de ce précepte, exprimé par Hippocrate avec autant de profondeur que de simplicité : « Il faut se faire une mesure ; mais cette mesure, vous ne la trouverez ni dans un poids, ni dans un nombre où vous puissiez rapporter et vérifier vos appréciations ; elle réside uniquement dans la sensation du corps. » Il appartient effectivement à chaque individu lui-même de poser d'une manière plus ou moins rigoureuse la limite de son alimentation, car les pertes que font les organes varient selon l'âge, le sexe, la constitution du sujet, la température et une foule d'autres circonstances.

En général, le régime ne doit avoir pour guide que le sentiment du besoin, et à part certains états maladifs dans lesquels une faim trompeuse se fait fréquemment sentir, il faut toujours prendre en grande considération la sensation que l'on éprouve. « Dans l'état de santé, dit M. Londe, que nous aimons à citer, c'est l'estomac qui se charge de *porter la parole* pour les organes souffrants de l'absence des matériaux réparateurs, et il ne se *plaint* pas parce qu'il est vide, comme on l'a quelquefois avancé, mais il se plaint parce qu'une admirable sympathie l'associe, si je puis le dire, aux peines d'autrui, le fait souffrir du seul besoin des autres organes. »

Sans établir de règles générales, on peut cependant

admettre certaines indications relatives à la quantité des aliments et à la fréquence des repas. Les premières qui s'offrent tout naturellement sont celles qui regardent l'âge ; ainsi, l'enfant ne doit pas être soumis au même régime que l'adulte, et celui de l'adulte doit différer de celui du vieillard.

Le *régime de l'enfant* pendant la durée de l'allaitement naturel ou artificiel doit être dirigé de la manière suivante : toutes les deux heures environ l'enfant nouveau-né prendra soit au sein, soit au biberon, du lait jusqu'à satiété ; on n'a pas à craindre qu'il en prenne alors une trop grande quantité. Au bout de six semaines ou deux mois, on pourra éloigner ses repas et ne lui donner le sein que de trois heures en trois heures, mais il est important qu'il trouve chaque fois une ration suffisante de lait, car il a besoin d'aliments pour aider à son accroissement. Si le lait de la nourrice n'était pas assez abondant, il faudrait y suppléer par du lait pur ou coupé, et quelquefois par une décoction de gruau très-légère et passée avec soin.

Ce n'est qu'à quatre mois au moins que l'on peut joindre au régime du jeune enfant deux ou trois petits repas formés de cinq à six cuillerées d'une bouillie claire, faite avec la fécule de pomme de terre, le tapioka, l'arow-root, la croûte de grissini pulvérisé, etc. Alors l'allaitement peut être réduit à des intervalles de cinq et six heures, surtout si la nourrice est faible et fatiguée par le nourrisson. On ne saurait trop le répéter, c'est parce que les nourrices des campagnes donnent aux enfants qui leur sont confiés d'autres aliments que leur lait que ces enfants périssent dans les premières semaines qui suivent la naissance. Le tiers au moins des nouveau-nés qui sont envoyés en nourrice meurent avant d'avoir atteint deux et même un mois. Les convulsions, écrit ordinairement la nourrice aux parents, ont enlevé l'enfant au moment où l'on s'y attendait le moins. Et qu'on ne s'imagine pas qu'il s'agit toujours d'enfants faibles ; bien souvent, au contraire, on a confié un enfant très-vigoureux, et ayant toutes les chances de vie, mais les bouillies, les potages ou autres aliments l'ont tué.

A partir du sixième mois, à mesure que les semaines et les mois s'écoulent, on peut, sans cesser pour cela l'allaitement, augmenter l'importance des petits repas, de sorte qu'à l'époque du sevrage, vers quinze ou dix-huit mois, l'enfant subisse la transition du nouveau régime sans en ressentir aucun effet fâcheux. C'est surtout après le sevrage qu'il faut habituer graduellement le nouveau commensal à la nourriture ordinaire du ménage, en ayant soin de lui éviter tous les aliments réputés indigestes ou qu'il ne lui serait pas possible de triturer. Les petits potages, les œufs frais, les légumes frais, le poisson, un peu de viande bien cuite, les fruits cuits, doivent généralement composer ses petits repas. Quelles que soient les habitudes de la famille, il est nécessaire que l'enfant fasse alors quatre repas par jour ; deux de ces repas seront plus faibles, et les deux autres plus substantiels : les premiers seront le repas fait dès le matin, au lever, et celui qui précédera le dîner ; les deux autres seront le déjeuner et le dîner ou souper.

L'alimentation étant ainsi réglée, l'enfant n'éprouvera jamais d'une manière impérieuse la sensation de la faim; ses repas pourront être **plus** légers et parfaitement en harmonie avec la faiblesse de ses organes digestifs et les nécessités de l'accroissement. Plus tard, les repas peuvent être plus forts et plus éloignés; ainsi l'adolescent pourra se contenter de trois repas jusqu'à ce que son corps, ayant acquis tout le développement qu'il doit avoir, il se conforme aux habitudes sociales de la contrée qu'il habite.

Le *régime de l'homme fait* n'est pas le même dans tous les pays ni pour tous les individus de la même localité. A Paris, par exemple, les personnes qui ne sont pas occupées à des travaux rudes ne font généralement que deux repas, tandis que les ouvriers éprouvent le besoin d'en faire trois. Dans d'autres localités, chacun fait quatre et même cinq repas chaque jour, et nous verrons plus tard, en nous occupant des conditions nécessaires pour que le repas soit bienfaisant, combien cette coutume a d'inconvénients. Enfin il est des personnes, oisives il est vrai, qui se contentent d'un seul repas dans les vingt-quatre heures, et qui n'en sont nullement incommodées; il est cependant évident qu'elles tombent dans une exagération opposée à celle des individus qui sont toujours à table.

Le nombre des repas de l'homme fait peut très-bien être fixé à deux par jour pour celui qui a peu à réparer, mais les travailleurs des villes et des campagnes renouvellent mieux leurs forces en faisant trois repas. Si le premier fait trois repas par jour, il en éprouve généralement un certain malaise; après chaque repas surtout il devient lourd, il éprouve de l'accablement, une propension au repos et une tendance au sommeil; son cerveau est embarrassé, son intelligence diminuée, et c'est à peine si cet état s'est dissipé lorsque vient le moment du repas suivant, qui doit amener le même résultat.

Il est d'autant plus avantageux de ne faire que deux repas lorsque l'on dépense peu de forces, que chez certaines personnes la digestion met bien cinq heures pour s'accomplir, et qu'il vaut mieux attendre, pour donner un nouveau travail aux organes digestifs, qu'ils aient terminé celui du repas précédent. Chez le plus grand nombre des individus, la digestion est complète au bout de deux à trois heures, ce qui concorde parfaitement avec nos habitudes sociales, et nous permet de nous livrer complétement à nos occupations quotidiennes.

Les repas doivent être pris, autant que possible, à des heures régulières, afin que les intervalles qui les séparent ne soient jamais ni trop éloignés ni trop rapprochés; six à sept heures forment un intervalle convenable. Les repas renouvelés aux mêmes heures ramènent aussi aux mêmes moments la sensation de la faim, qui se transforme en habitude, et qui facilite de cette manière la préparation du repas pour l'heure accoutumée, de sorte que l'estomac n'a pas le temps de souffrir du besoin non satisfait. Combien d'individus doivent à la seule irrégularité des repas des affections nerveuses de l'estomac ou d'autres maladies!

Le *régime du vieillard* doit avoir une certaine analogie avec celui de l'enfant. Comme ce dernier, il est porté à faire un certain nombre de repas par jour, à manger moins et plus souvent ; ainsi que lui, il est obligé de faire usage d'aliments faciles à triturer, d'une digestibilité non laborieuse, et de bannir de son régime tous les aliments excitants. Cependant l'affaiblissement des organes digestifs du vieillard rend parfois ses digestions lentes et pénibles ; il n'a pas, comme l'enfant, le privilége de digérer rapidement, et il ne sent pas, comme lui, le besoin de réparation que ne nécessitent ni l'accroissement des organes ni l'activité du corps. C'est pour cela qu'un seul repas par jour suffit à un grand nombre de personnes âgées, qui sont encore obligées de rendre ce repas très-peu substantiel.

Il est généralement avantageux pour les vieillards de manger très-peu ; la tempérance doit être, en quelque sorte, leur principale vertu, et ceux qui l'observent très-rigoureusement trouvent là le secret d'une longévité impossible sans elle. L'homme qui a atteint un âge avancé et qui est porté à la gourmandise, est toujours dans une situation périlleuse ; un repas un peu copieux, le plus souvent celui du soir, l'entraîne fatalement à sa perte. Nous devons citer ici comme exemple de frugalité et de longévité celui qu'il nous a été donné d'observer tout récemment. Après nous avoir raconté dans une longue lettre dont l'écriture avait une netteté et une régularité remarquables, comment il gouvernait habituellement ses indispositions, M. R. D. ajoutait : « Si je vous entretiens de choses aussi futiles, ce n'est pas pour le plaisir de parler de moi, mais parce que je suis persuadé que vous ne verrez pas sans intérêt un exemple de longévité. Je suis né en 1763, je file ma quatre-vingt-dixième année, et j'ai conservé assez de force pour faire deux ou trois heures de chemin, sans canne, dans les montagnes dont notre pays est accidenté, ce que je dois peut-être au régime auquel mon goût m'a porté. Dans la saison des fruits, *je m'en nourris exclusivement*; je n'ai jamais bu de vin, ni aucune espèce de liqueur, ni café; et dans la campagne que j'ai toujours habitée, nos paysans ne comprennent pas que ne buvant que de l'eau, j'aie pu conserver des forces qu'ils attribuent ordinairement à l'usage du vin. »

Voilà, certes, un exemple de sobriété bien récompensée, et le succès de cet usage exclusif des fruits pendant leur saison, vient prouver ce que nous disions tout à l'heure en faveur d'un régime alimentaire très-peu substantiel pour les vieillards. En traitant des boissons, nous verrons jusqu'à quel point l'usage du vin est indiqué pour les personnes âgées.

Le *régime des femmes* ne peut pas être le même que celui des hommes, car sans compter les grandes époques de leur vie, la menstruation, la grossesse, la parturition, l'allaitement, l'âge de retour, qui nécessitent, selon les circonstances, un régime particulier, leur organisation, moins vigoureuse que celle des hommes, exige une alimentation moins considérable et moins substantielle. Les femmes ont en outre des habitudes sédentaires, sont généralement exemptes des travaux rudes, et sont soustraites au plus grand nombre des causes d'épuisement qui atteignent les hommes. Il n'est cependant pas nécessaire que la femme se soumette, comme l'enfant, au régime des repas légers et fréquents, et l'on a souvent exagéré la similitude de l'organisation féminine avec celle du jeune âge; pour être dans le vrai, il faut tenir compte de la puissance digestive de la femme, et l'on comprendra que son régime doit tenir le milieu entre celui de l'homme et celui de l'enfant. La sobriété qui distingue généralement le sexe féminin nous dispense, au reste, de conseils détaillés à cet égard; mieux que nous, elles savent mettre un frein à leurs désirs, et mangent bien rarement au delà de la satiété.

La *constitution* et le *tempérament* de chaque individu doivent nécessairement influer sur le régime. C'est ainsi que ceux qui sont robustes et d'un tempérament sanguin doivent user de préférence du régime végétal et faire des repas peu copieux, surtout lorsqu'ils ne sont pas exposés à une grande déperdition de forces; les personnes lymphatiques, à fibre molle, se trouveront bien, au contraire, d'une nourriture qui rendra leur sang plus riche et qui augmentera la vitalité de leurs organes. Nous aurons, plus tard, à examiner cette influence des aliments sur les diverses organisations, en étudiant le choix et l'emploi des aliments et des boissons.

Quelles sont les règles hygiéniques qui doivent précéder, accompagner et suivre les repas? quelles sont les conditions qui, en rendant le repas salutaire, maintiennent la santé et prolongent l'existence? C'est ce que nous examinerons dans la prochaine leçon.

QUINZIÈME LEÇON.

Nécessité du repas. — Influence du repas. — De l'appétit et
des stimulants qu'on lui destine. — Causes qui diminuent
l'appétit. — Ce qu'il faut faire lorsque l'on a enduré la faim.
— Obligation de la propreté à l'égard du repas. — De l'ordre à l'égard de la table. — Air pur et renouvelé pendant
le repas. — Quelle doit être la disposition de l'esprit. —
Doit-on lire en mangeant? — Compression exercée par les
vêtements. — Température de la salle à manger. — Mastication et insalivation des aliments. — Nécessité de la conservation des dents; causes de leur destruction. — Il est
important de boire en mangeant. — De la réplétion de l'estomac et de la sobriété. — Variété des aliments. — Température des substances alimentaires. — Dispositions indi-
viduelles et habitudes.

L'homme, ainsi que les autres animaux, est soumis à
cette grande loi de la nature qui l'oblige à engloutir
fréquemment dans ses organes digestifs une certaine
quantité d'aliments pour réparer ses forces et entretenir
la vie. Cette nécessité est tellement impérieuse, qu'elle
est pour lui une condition formelle d'existence, et que,
faute de nourriture, il serait condamné non-seulement
à mourir, mais à mourir de faim, supplice qui est d'autant plus horrible, que la Providence, dans sa pré-

voyance infinie, n'a pas manqué de proportionner la douleur à l'étendue du besoin et de rappeler ainsi à chaque être le sentiment de sa propre conservation.

Cette nécessité qui oblige l'homme à se nourrir ne le force pas cependant à en faire une occupation de tous les instants. L'estomac a besoin au contraire de longues heures de repos, et ce n'est qu'à un moment donné que l'usage des aliments devient obligatoire; l'heure du repas est alors arrivée et vient apporter à l'organisation le bien-être ou le désordre, selon la manière dont les conditions qui doivent l'accompagner sont bien ou mal remplies.

Les repas ont toujours été une affaire de haute importance, non-seulement pour l'homme en particulier, mais pour les nations elles-mêmes. Ils ont souvent présidé aux plus grands événements et, pour les historiens, ils ont puissamment servi à étudier et à esquisser les mœurs des peuples. C'est qu'en effet le repas n'est pas toujours, pour celui qui le prend, un acte uniquement nécessaire; les plaisirs de la table viennent souvent dominer la stricte raison et donner l'impulsion à de nombreuses passions. Mais nous n'avons pas à envisager ici la philosophie du repas, l'hygiène seule est dans nos attributions, et cette seconde étude, déjà très-vaste, peut éclairer puissamment la première.

Quelles sont donc les conditions qui doivent précéder le repas?

L'appétit est sans aucun doute la première, et c'est cette première impression du besoin de manger, comme l'appelle Brillat-Savarin, qui nous avertit que le moment de prendre le repas est arrivé. Lorsque l'appétit manque, on ne doit se livrer au repas qu'avec la plus grande circonspection, car l'inappétence est souvent un indice d'un état de souffrance des organes, et dans ce cas, la diète ou une demi-diète peut être nécessaire. C'est donc à tort que beaucoup de personnes s'imaginent que pour stimuler l'appétit, il est souvent indispensable de prendre un peu avant le repas de la liqueur d'absinthe, du vermout ou quelque stimulant destiné à agir sur l'estomac. Loin d'exciter un véritable appétit, ces substances contribuent généralement à augmenter l'indisposition qui l'avait fait déjà disparaître.

Les affections morales profondes contribuent aussi à faire diminuer l'appétit, sans cependant qu'aucun organe soit lésé dans ses fonctions; il en est de même d'une grande fatigue et pendant les heures qui suivent un repas copieux chez les personnes qui digèrent lentement. Dans toutes ces circonstances, il est sage de ne pas aller au-devant du sentiment de la faim, car en s'obstinant à manger sans appétit, il survient nécessairement des indispositions plus ou moins graves.

Il ne faut jamais, autant que possible, différer de prendre les repas aux heures accoutumées, car si l'on souffre de la faim et que cette sensation soit fréquemment renouvelée, la santé ne tarde pas à se trouver altérée. D'ailleurs, lorsque le besoin de manger existe trop longtemps sans être satisfait, la digestion qui suit s'opère mal, et d'autant plus mal, que les aliments ont été ingérés avec plus d'avidité. Règle générale : lorsque le repas a été attendu très-longtemps, il ne faut jamais livrer à l'estomac des aliments solides sans avoir modéré la faim quelques minutes auparavant avec un bouillon ou un verre d'eau sucrée. Quand on ne prend pas cette précaution, une indigestion, ou au moins des douleurs vives, ne manquent guère de survenir.

La propreté la plus minutieuse ne doit cesser de présider aux apprêts du repas et au repas lui-même. Certes, les personnes bien élevées, et qui vivent selon les règles de la bienséance, ne manquent jamais d'avoir les mains très-propres, non-seulement à tout instant du jour, mais surtout au moment de se mettre à table. Mais que d'ouvriers travaillant des substances plus ou moins nuisibles à la santé ne songent guère à cette règle de propreté! Cependant, lorsque les mains sont souillées, ne fût-ce que par de la terre, des débris de pierre, de la sciure de bois, elles peuvent conduire parmi les aliments des principes plus ou moins dangereux ; c'est ainsi que des habitudes non convenables et en opposition avec les lois de l'hygiène ont une fâcheuse influence sur ceux qui les contractent.

L'ordre même doit toujours régner sur la table, car de la cause la plus futile peut naître un grave accident. Nous avons vu dernièrement un fait de ce genre : une épingle qui avait été déposée sur la table fut avalée par une jeune personne en même temps que le pain qu'elle portait à sa bouche.

L'air qu'on respire dans l'appartement pendant le repas devient facilement insalubre lorsque les convives sont nombreux, la salle exiguë, la température élevée, les lumières abondantes. A toutes ces causes viennent se joindre les émanations des hommes et des mets, et les poumons des assistants s'emplissent à chaque inspiration des miasmes les plus pernicieux. Il faut donc veiller à ce que l'air soit pur et même renouvelé, et pour atteindre ce but, la première condition à remplir est celle d'une pièce suffisamment vaste et aérée.

La disposition d'esprit influe sur l'effet que doit produire le repas sur l'organisme. Lorsqu'une douce gaieté règne parmi les convives, lorsque la pensée est dégagée de toute attention sérieuse et qu'aucune discussion ne vient remuer les passions, les organes digestifs fonctionnent avec beaucoup plus de facilité, le repas est alors bienfaisant. C'est pourquoi les repas qui se passent en famille ou entre gens qui sont liés par l'amitié mettent toujours l'esprit dans une condition favorable. Quant aux personnes qui ont l'habitude de manger seules, elles ne doivent pas choisir ce moment pour se livrer à des préoccupations sérieuses, et si elles lisent en mangeant, elles feront bien de n'aborder que des lectures exigeant à peine leur attention.

Si les vêtements exercent pendant le repas la moindre compression, il en résulte nécessairement une gêne plus ou moins grande pour un ou plusieurs organes. Le cou, la poitrine ont besoin d'êtres libres et le ventre doit pouvoir se développer en liberté pour se prêter à l'ampliation de l'estomac. On a souvent vu l'apoplexie cérébrale se déclarer pendant le repas sous l'influence de la compression.

Il est également utile que la température de la pièce soit très-modérée, une douce chaleur favorisera toutes les fonctions, tandis qu'un froid excessif ou une chaleur accablante ne tardent pas à nuire à la digestion.

Lorsque les aliments sont portés à la bouche, la première transformation qu'ils ont à subir est leur broiement qui a lieu à l'aide de la mastication. Cette opération est des plus importantes, car si les substances alimentaires ne sont pas convenablement divisées, l'estomac est obligé de se livrer à un travail beaucoup plus actif qui le fatigue sans qu'il en résulte aucun bien-être pour le reste du corps. En outre, ces mêmes aliments ne sont pas suffisamment imprégnés par les sucs salivaires, et c'est encore là une mauvaise condition pour la digestion. En général, les personnes étrangères à la médecine ignorent l'importance de la salive pour les fonctions que les organes digestifs sont appelés à remplir, et lorsqu'elles rejettent ce produit, soit par mauvaise habitude, soit parce qu'elles fument, elles ne se doutent guère qu'elles enlèvent à l'estomac une grande partie de sa puissance.

La mastication ne peut s'accomplir convenablement qu'à l'aide de dents suffisamment nombreuses et en bon état ; cette vérité est tellement évidente qu'elle n'a pas besoin d'être démontrée, et une foule de gens qui ne peuvent mâcher leurs aliments faute de dents sont à chaque instant tourmentés par la difficulté de digérer. Les dents ne contribuent donc pas seulement à la régularité des traits et à l'harmonie du visage ; ce sont des organes excessivement importants dont la présence est indispensable à une nutrition régulière, et quoique, depuis quelques années surtout, l'art ait atteint pour les remplacer un degré de perfection très-remarquable, on conçoit que rien n'égale d'excellentes dents naturelles. On ne saurait donc blâmer trop énergiquement ceux qui par ignorance et par bravade courbent avec leurs mâchoires des pièces de monnaie, brisent des corps durs, soulèvent des fardeaux et se livrent sans réflexion à une foule d'exercices excentriques du même genre.

Nous verrons plus tard comment certains soins de propreté peuvent contribuer à la conservation des dents, mais nous devons dire dès à présent que l'action trop brusque des aliments très-chauds ou très-froids, que l'air humide et tout ce qui occasionne des fluxions peut hâter leur destruction.

Quoique la salive joue un rôle important dans la digestion, les liquides qui sont ingérés avec les aliments n'en sont pas moins très-utiles, aussi est-ce une faute de ne pas boire en mangeant ou de boire très-peu. La proportion des boissons aux aliments solides ne peut être fixée d'une manière précise, quoique plusieurs expérimentateurs aient cherché à établir des règles à cet égard ; c'est donc à chaque individu lui-même à proportionner la quantité de ses boissons selon l'état de la température, l'eau que les aliments renferment et les circonstances qui influent sur la déperdition des liquides.

Lorsque les aliments ont été bien broyés, bien imprégnés de salive, qu'ils sont parvenus jusqu'à l'estomac à l'aide d'un acte auquel on donne le nom de *déglutition*, qu'une quantité suffisante de boisson y a été mêlée, il faut encore que certaines conditions aient été remplies pour que la digestion commence à s'opérer : il ne faut pas que l'estomac soit dans un état de réplétion trop considérable. Trop souvent les plaisirs de la table ne se bornent pas à un choix plus ou moins bien ordonné des aliments, à quelques préparations habilement combinées qui flattent le palais et stimulent l'appétit. Beaucoup d'individus ne vivent que pour manger, et ingèrent à chaque repas des quantités énormes d'aliments. Non-seulement cette habitude est très-préjudiciable pour leur avenir en modifiant leur constitution d'une manière fâcheuse, mais elle peut les faire périr très-rapidement à la suite d'un repas copieux. La sobriété est une des premières lois de l'hygiène et est toujours chez les hommes robustes un brevet de longévité. D'autres, stimulés par un défi ou sous l'influence d'un pari ridicule, engloutissent un repas destiné à plusieurs personnes ; nous n'avons pas à nous occuper de ces actions absurdes dans lesquelles la vie de ceux qui les exécutent est beaucoup plus exposée qu'ils ne le croient généralement.

Il est cependant bon de faire usage pour chaque repas de plusieurs espèces d'aliments, la santé ne s'accommode pas d'une trop grande uniformité, et sans être aussi nuisible qu'une variété exagérée, elle ne répare pas suffisamment les pertes que subit constamment l'organisation.

La température des substances alimentaires influe sur la manière dont se fera plus tard la digestion ; ainsi les mets modérément chauds sont généralement mieux digérés que ceux qui sont très-froids. Il y a des circonstances qui fournissent quelques exceptions à cette règle, et certaines personnes digèrent mieux les aliments qui ont une très-basse température.

La nature des aliments mérite, ainsi que nous le verrons, d'être prise en considération, cependant une disposition individuelle favorise quelquefois la digestion d'aliments qui seraient d'un mauvais usage pour d'autres personnes, il en est de même de l'habitude qui a aussi une grande influence dans le même cas.

SEIZIÈME LEÇON.

Doit-on rester au repos après le repas? — Erreurs de l'opinion
à ce sujet. — Conseils à suivre. — Les travaux de l'esprit
et leurs dangers après avoir mangé. — Du sommeil après
les repas; dangers à éviter; moyens de s'y soustraire. —
Doit-on se coucher immédiatement après le souper? — Influence des passions. — Des variations de la température
pendant que la digestion s'accomplit. — Les bains chauds
ou froids, entiers ou partiels. — Des liqueurs réputées digestives et du café en particulier. — De l'usage du tabac et
de l'habitude de fumer après le repas.

Doit-on après le repas, dans le but de favoriser la digestion, rester au repos ou se livrer à un exercice quelconque? Cette question qui est cependant importante
est résolue d'une manière qui varie beaucoup par les
personnes étrangères à la médecine. La plupart des individus mêmes émettent à ce sujet une opinion qui est
entièrement en contradiction avec la raison, ce qui
prouve que l'hygiène, qui devrait toujours faire partie
de l'éducation la plus élémentaire, est inconnue du plus
grand nombre des hommes.

Il n'est pas rare d'entendre dire que l'on a fait telle
grande course ou accompli tel rude travail afin que la

digestion se fasse, comme si nous avions pu être soumis à une loi aussi fausse, celle de nous mouvoir avec énergie, tandis que le travail de la digestion s'accomplit et nous porte instinctivement à nous reposer. Effectivement, il n'est pas nécessaire d'avoir beaucoup mangé, il n'est pas utile d'avoir donné une grande tâche à l'estomac pour éprouver ce désir du repos, cette quasi-paresse auxquels nous sommes enclins après le repas. Digérer à son aise, c'est-à-dire en faisant peu de mouvements, est la chose la plus rationnelle. Aussi est-il toujours sage de réserver, autant que possible, pour d'autres moments que ceux qui suivent immédiatement les repas, les travaux qui demandent une certaine activité, et de choisir ces instants de la journée pour prendre quelque repos. Diverses professions entraînent avec elles des habitudes qui sont conformes à cette règle; les ouvriers du bâtiment, par exemple, ont coutume de s'étendre à leur aise, au milieu de leurs travaux, pendant la seconde moitié de l'heure qui leur est accordée pour leur repas. Mais il n'en est pas ainsi dans toutes les professions, et il n'est pas rare, dans beaucoup de parties, de voir les individus qui travaillent à la tâche ou à leurs pièces, se livrer immédiatement à un travail actif après avoir mangé. L'habitude, il est vrai, plie l'organisme à beaucoup de choses, mais elles n'en sont pas plus rationnelles.

Le repos complet et absolu n'est pas indispensable après les repas; beaucoup de personnes mêmes qui ont toujours à ce moment une sorte de torpeur et d'engourdissement très-marqués se trouvent bien de faire une promenade à pas lents, ou si leur temps est précieux, de se livrer à un léger travail qui ne demande pas beaucoup de mouvement ni une grande dépense de forces.

Les travaux de l'esprit doivent être également proscrits après le repas. A ce moment, toute l'activité vitale est concentrée vers l'estomac, et les facultés intellectuelles elles-mêmes doivent abandonner momentanément leur prééminence. Le travail de cabinet qui suit le repas manque d'ailleurs de cette fraîcheur, de ce coloris qui fuient toujours devant la difficulté de la conception. Enfin, il est d'autant moins raisonnable de se livrer à un travail intellectuel en quittant la table, que l'on arrive ainsi à procurer à l'estomac des indispositions et même des maladies qui l'eussent épargné, et que l'on s'expose d'autre part à des congestions cérébrales et quelquefois à des accidents très-sérieux. Un travail qui ne demande aucune tension d'esprit, qui n'est guère qu'une simple distraction, est donc le seul qu'on doive se permettre dans ce cas.

Tout travail actif ou physique ou purement intellectuel devant être défendu aussitôt que la digestion commence, est-il bon pour celui qui vient de manger de se livrer au sommeil, de faire ce que l'on appelle la sieste? Chez quelques personnes, ce sommeil est sans inconvénient ; ainsi les jeunes enfants ou les vieillards parvenus à un âge très-avancé, les individus dont la constitution est très-faible, ceux qui sont convalescents d'une maladie grave et qui sont encore accablés par une température élevée, éprouvent parfois un certain bien-être en s'abandonnant à un sommeil léger qui devient dans ce cas réparateur. Il est vrai que presque toutes ces personnes mangent peu et donnent peu de travail à l'estomac; mais ceux qui sont vigoureux, dont le tempérament est sanguin, qui font des repas copieux et succulents, doivent éviter avec soin de se livrer au sommeil après avoir mangé ; on a souvent vu par ce fait survenir l'apoplexie cérébrale ou des congestions dangereuses. Cependant le besoin de dormir est souvent alors extrêmement impérieux, et beaucoup d'individus appartenant à cette dernière catégorie feraient en vain tous leurs efforts pour s'y soustraire. Que doivent-ils donc faire dans ce cas ? Ils ne doivent pas lutter avec acharnement contre ce sommeil qui vient à les envelopper en quittant la table, il vaut mieux alors le satisfaire ; mais comme il indique presque toujours une digestion laborieuse, il est important de prendre des mesures pour que cela ne se renouvelle pas. On y parviendra en diminuant la quantité des aliments prise à chaque repas, en veillant à ce que les substances alimentaires ne soient pas trop nutritives et en choisissant surtout celles qui sont très-digestibles ; enfin, la propension au sommeil diminuant, on aidera encore cette disposition par un exercice modéré, par une promenade et une conversation intéressante au sortir de la table.

Les motifs que nous venons d'indiquer prouvent suffisamment que dans les pays où l'on a l'habitude de faire ce repas du soir que l'on appelle le souper, il est sage de ne pas se mettre immédiatement au lit après avoir mangé. Le souper ne doit jamais d'abord être aussi copieux que les autres repas, et il est bon de laisser un intervalle d'une heure avant de se livrer au sommeil. On pourrait nous objecter que de nombreuses familles, aux mœurs patriarcales, voient ainsi s'écouler une longue existence sans le moindre inconvénient; que le coucher est seulement séparé chez elles par la prière en commun, et que leur sommeil est paisible et exempt d'accidents. A cela nous répondrons que les inconvénients sont plus rares, parce que les mœurs de ces familles sont simples et le reste de leurs habitudes assez conforme aux règles de l'hygiène, mais qu'il n'en est pas moins vrai qu'elles agissent en cela contre les lois qui régissent la santé, et que si l'on observe bien, on verra se produire quelquefois des apoplexies ou autres maladies justement une heure ou deux après le commencement du sommeil. Il est donc plus sage de modifier dans ce cas sa manière de vivre que de s'exposer à quelque danger.

S'il est dangereux de se livrer à un travail actif du corps et de l'esprit après le repas, à plus forte raison doit-on éviter cette puissante excitation qui accompagne les fortes passions; l'hygiène est en cela, comme toujours, d'accord avec la morale, et elle avertit celui qui est prêt à se laisser emporter par la colère ou à s'abandonner à une sensation vive quelconque qu'il doit songer à sa propre conservation.

Autant que possible, lorsque l'on vient de quitter la table, il ne faut pas s'exposer à un brusque changement de température; une chaleur ardente ou un froid intense sont de mauvaises conditions pour bien digérer, surtout lorsqu'on n'y a pas été exposé pendant le repas.

A l'époque des premiers froids, à la fin de l'automne, lorsque le soir amène parfois dans nos climats ce vent glacial du nord que nous avions volontiers oublié, il n'est pas rare de voir des personnes auxquelles une simple promenade après le dîner procure une indisposition des plus graves; saisies par le froid, elles sont atteintes alors d'une indigestion dont les violents symptômes simulent des maladies plus importantes encore; quelquefois ce sont des affections sérieuses qui se déclarent.

Lorsqu'on est averti que de semblables phénomènes peuvent se produire, sans qu'aucune imprudence réelle y préside, on doit éviter tout ce qui peut amener de pareils résultats. C'est ainsi que, dans la saison d'été, si l'on a à descendre dans une cave froide, on se gardera bien de le faire après le repas. Le bain froid ou chaud est encore plus dangereux, et quoique peu de personnes ignorent le danger qu'elles courent en prenant un bain lorsque la digestion n'est pas accomplie, il ne se passe guère d'année sans que plusieurs en soient victimes. Les bains de rivière surtout sont souvent le théâtre de pareils accidents, et parce que l'on voit quelques individus qui méprisent toute espèce d'avertissement et qui se jettent à l'eau après avoir mangé, on ne se persuade pas assez qu'un délai de deux heures est indispensable pour tout le monde et qu'il est insuffisant pour les personnes dont l'estomac est paresseux. Au reste, ce ne sont pas seulement les bains entiers qui réclament de semblables précautions, les bains partiels, et surtout l'immersion des pieds dans l'eau chaude ou froide, nécessitent des précautions aussi sévères.

Les liqueurs stimulantes, dont nous avons blâmé l'usage avant le repas, sont généralement inutiles après avoir mangé; les estomacs qui sont en bon état n'ont pas besoin de cet accessoire, et s'ils sont souffrants, il faut les guérir, et surtout proportionner l'importance et la nature du repas à l'état des organes.

On se crée, au reste, des habitudes dont on devient esclave, et une foule de gens s'imaginent qu'il leur serait impossible de digérer s'ils ne faisaient pas suivre leur repas d'une tasse de café. Nous avons prouvé ailleurs que cette attrayante liqueur, dont l'arôme et le goût nous tentent si agréablement, n'est presque jamais nécessaire pour la santé, qu'elle est nuisible à beaucoup de personnes, et que loin de favoriser la digestion, elle l'entrave souvent ou la ralentit. Parce que le café est un excitant du système nerveux, parce qu'il produit des effets stimulants très-appréciables, on suppose que l'estomac participe à cette excitation, et que la digestion s'accomplit plus vite, et cependant il n'en est rien. Le café stimule, mais ne tonifie pas, et nous avons souvent vu des crampes d'estomac ou autres malaises qui duraient depuis longtemps cesser aussitôt que l'on abandonnait l'usage du café. Nous ne prétendons pas proscrire complétement ce délicieux breuvage, nous n'y parviendrions pas d'ailleurs, et nous ne voyons aucun motif pour en priver les personnes auxquelles il ne fait aucun mal; mais que celles qui en usent et qui souffrent s'observent bien, qu'elles tâchent de dégager leur esprit de cette faiblesse qui nous fait trouver des excuses pour tout ce qui nous plaît, et il arrivera souvent qu'en abandonnant le café, ne fût-ce que momentanément, elles parviendront à faire disparaître des malaises dont la cause leur était inconnue. Nous n'avons pas au reste à élucider ici la question sous toutes ses faces, nous avons seulement voulu signaler l'inutilité du café pour la digestion et consoler ceux qui comprendront la nécessité de s'en priver.

Il est encore une habitude qui a des conséquences plus graves, c'est celle de fumer après le repas. Depuis quelques années, la pipe et le cigare ont pris une telle importance dans nos mœurs qu'il y a presque de la folie à vouloir lutter contre cette coutume. A Paris, par exemple, on ne peut, à certaines heures, traverser les passages sans être littéralement asphyxié par la fumée du tabac ; les rues, les endroits publics, les maisons particulières en sont imprégnés ; beaucoup d'hommes fument ayant une dame à leur bras, ce que nos pères eussent regardé comme un grand scandale, ou couvrent les passants des bouffées odorantes de leur cigare. Les professions les plus graves mêmes ne sont pas exemptes de cette monomanie, et tandis que fumer était autrefois le métier des gens désœuvrés, les hommes les plus sérieux s'y livrent avec passion ; nous connaissons des médecins fort honorables, dont les travaux reculent chaque jour les limites de la science, que l'on rencontre souvent avec le cigare à la bouche.

Cependant il y a beaucoup de personnes pour lesquelles l'odeur du tabac qui brûle est insupportable, nous voyons quelquefois un monsieur qui éprouve de violentes nausées chaque fois que, sur son chemin, un fumeur lui envoie un nuage de fumée, il est même obligé d'employer toute la puissance de sa volonté pour ne pas vomir. Que faire, dans ce cas? Ceux qui ont pleine et entière liberté de fumer doivent-ils être libres d'incommoder les autres? Ce sont des questions que le temps résoudra, car l'habitude du tabac passera, au moins en grande partie, et il arrivera une époque où l'homme peu aisé et le père de famille seront moins prodigues, où celui qui peut dépenser emploiera mieux son argent, où enfin tous comprendront que le tabac ne peut être que nuisible à la santé.

Nous aurions beaucoup à dire sur le tabac, mais ici nous voulons seulement constater son influence sur la digestion. Il n'est pas de pire habitude que celle de fumer après le repas; les fumeurs qui rejettent beaucoup de salive surtout compromettent gravement les fonctions de leur estomac, et nous avons vu quelle est l'importance de ce liquide pour la digestion. Dans tous les cas, que la salive soit ou non rejetée, il est parfaitement prouvé que les organes digestifs éprouvent de fâcheux effets de l'usage du cigare, que fumer après le repas est non-seulement inutile pour bien digérer, mais toujours pernicieux.

DIX-SEPTIÈME LEÇON.

La qualité des aliments doit être nécessairement prise en grande considération, puisque c'est sur elle que repose l'usage que l'on fera des substances alimentaires, qui déterminera leur choix et qui réglera leur emploi. Mais la qualité ne dépend pas complétement de la nature même de l'aliment, elle dérive aussi de la préparation qu'on lui fait subir, ainsi que nous le verrons plus loin.

Deux grandes séries distinguent les aliments : l'une est constituée par la nourriture animale, l'autre par la nourriture végétale; chacune d'elles a sur notre économie une action très-différente qui varie cependant suivant le rang qu'occupe tel ou tel aliment dans l'échelle de gradation. On observe, en effet, une gradation dans les qualités que les aliments tirent de leur origine, qui conduit insensiblement de l'une à l'autre série ; de là un ordre à suivre dans l'examen que nous allons faire des aliments.

Ce serait sans doute ici l'occasion d'examiner si l'homme est carnivore ou herbivore, si son organisation le porte naturellement à se nourrir exclusivement de viandes, ou si la civilisation seule a influé sur son alimentation. A l'époque où nous vivons cette question est devenue presque oiseuse ; le temps n'est plus où Gall s'efforçait de démontrer que l'homme est à la fois carnivore et herbivore parce que la moitié antérieure de son crâne rappelle celui des herbivores, et la moitié postérieure celui des carnivores. Aujourd'hui, il n'est pas un anatomiste qui ne déclare que, d'après la conformation de ses organes digestifs, en commençant par la forme de la bouche et surtout par celle des dents, et en finissant par l'examen de l'intestin, l'homme ne soit destiné à puiser sa nourriture dans les deux règnes organiques de la nature. Son instinct ne le porte-t-il pas d'ailleurs vers cette variété d'alimentation, et ne serait-il pas absurde de penser qu'un être, pour qui le Créateur a tant fait, n'est pas appelé à jouir de tout ce qui a été mis en sa possession.

Les viandes occupent le premier rang parmi les aliments véritablement réparateurs, et parmi les viandes celles qui sont rouges ou noires, telles que la chair du canard, du pigeon, du bœuf, du mouton, ou celles qui sont encore plus colorées, telles que la chair du chevreuil, du lièvre, du sanglier, etc. sont celles qui fournissent à l'économie l'aliment le plus riche. Si ces viandes sont surtout grillées ou rôties, elles seront largement épuisées par l'action des organes digestifs, fourniront peu de résidu, et leur absorption, en animant la circulation, ira porter dans toute l'économie la chaleur et la vie.

Puisque le sang trouve dans cette nourriture des principes stimulants et réparateurs, il est facile de comprendre immédiatement qu'elle n'est pas convenable dans certains cas et pour certaines organisations, tandis qu'elle sera utile et même indispensable pour d'autres individus. Ainsi les tempéraments sanguins, les organisations robustes, les malades entrant en convalescence après une maladie grave et aiguë devront s'abstenir de cette sorte d'alimentation ; tandis que les personnes à fibre molle et blanche, celles qui ont besoin de réparer leurs forces épuisées chaque jour par le travail trouveront un auxiliaire puissant dans le régime succulent. Il n'est cependant jamais nécessaire d'adopter exclusivement une nourriture aussi riche, la variété de l'alimentation est, au contraire, favorable à l'organisme, et on ne doit jamais s'attacher qu'à faire prédominer, selon le cas, tel ou tel genre d'alimentation.

Les viandes blanches, le bœuf bouilli, le veau quand il est jeune, représentent un régime moins substantiel. Viennent ensuite les œufs et le poisson : les premiers constituent un aliment très-nourrissant, qui se digère facilement et qui convient à des constitutions très-différentes ; le jaune de l'œuf entre dans la préparation de beaucoup de mets, et il sert à faire des émulsions très-utiles dans les cas où l'on désire se procurer un aliment léger et réparateur. Quant aux poissons, leur chair, plus molle et moins lourde à volume égal que celle des oiseaux et des mammifères, fournit au sang des éléments moins riches que la chair de ces derniers animaux. C'est donc à cette nourriture qu'il est préférable d'avoir recours lorsque, sans abandonner complétement la nourriture animale, on désire ne pas stimuler la circulation et n'exciter aucune fonction.

Le régime qui s'adresse surtout aux viandes blanches, aux œufs et au poisson, trouve donc son application dans une foule de cas qui puisent leur raison d'être dans la constitution du sujet, l'état de santé ou de maladie, le climat, la saison, la nature du travail, etc. Les lois de l'Eglise sont d'accord avec la physiologie et l'hygiène lorsqu'elles prescrivent l'abstinence des viandes pour ne faire usage que de poisson et du régime végétal, et qu'elles réclament en même temps l'oubli de toutes les passions.

En descendant encore dans la série du règne animal, on y trouve, parmi les animaux d'un degré inférieur, des substances alimentaires dont l'action est si peu stimulante qu'elles se rapprochent considérablement des substances végétales ; les huitres, par exemple, constituent un aliment extrêmement léger, peu réparateur, et qui se digère avec la plus grande facilité.

Les gros animaux fournissent un aliment qui joue un très-grand rôle dans le régime de l'homme. Le lait, destiné à nourrir les jeunes animaux, est employé pour tous les âges de la vie, soit pur, soit associé à diverses substances. Toutefois il n'y a que les jeunes enfants qui puissent être nourris exclusivement de lait, car, pour l'adulte, cet aliment est insuffisant, et si, dans quelques localités, comme dans les montagnes de la Suisse, le lait peut suffire pour alimenter, en grande partie, des hommes forts et vigoureusement constitués, cela tient à ce que l'air vif qu'ils respirent vient compenser la faiblesse de l'aliment. C'est aussi pour la même raison que les habitants de nos campagnes peuvent soutenir leurs forces avec des aliments peu réparateurs; plongés constamment dans une sorte de bain d'air vif et pur, ils absorbent sans cesse cet important complément de leur régime. Dans les grandes villes, l'air insalubre que l'on respire, l'activité que l'on déploie, le mauvais sommeil et toutes les autres conditions anti-hygiéniques, auquel on est soumis, réclament une nourriture substantielle; le lait y est d'ailleurs généralement mauvais, et, s'il ne contient pas d'eau ou d'autres substances étrangères, il est fourni par des animaux malsains ou qui sont, eux-mêmes, dans de mauvaises conditions d'habitation et de nourriture.

On fabrique avec le lait des fromages, du beurre, des crèmes qui sont d'utiles accessoires à l'alimentation. Parmi les substances auxquelles on l'associe, le café est la plus importante, et le *café au lait* constitue un aliment qui jouit d'une grande faveur dans les grandes villes. Déjà dans un autre travail nous nous sommes élevé avec énergie contre l'usage de ce mauvais aliment, et nous devons dire que si notre voix a été écoutée par quelques personnes, beaucoup d'autres, les *fanatiques* du café au lait, nous ont adressé, verbalement ou par écrit, une foule de reproches ; nous voulions leur enlever leur aliment le plus cher, et leur colère était bien grande.

Cependant nous avons prouvé que le liquide auquel on donne le nom de café au lait et qui constitue particulièrement à Paris le repas du matin est très-variable dans sa composition, sa densité, sa couleur, etc., que le plus souvent ce n'est autre chose qu'un mélange jaunâtre dont la chicorée et du lait fabriqué de toutes pièces font tous les frais. Depuis, nous avons eu plusieurs fois l'occasion de constater que la chicorée qui sert à falsifier le café est elle-même très-souvent falsifiée et que cette fraude a lieu sur une grande échelle. Où donc s'arréteront les falsifications ?

Mais c'est au café au lait le mieux fait et le plus pur que nous avons voulu et que nous voulons encore nous attaquer, posant en principe que *le café au lait est un aliment insuffisant, non réparateur et qui débilite ceux qui en composent leur repas du matin.* « Sous l'influence quotidienne du café au lait, disions-nous, on voit l'estomac devenir paresseux, les forces générales s'allanguir, la peau du visage se décolorer, enfin tous les effets ordinaires d'une nourriture non réparatrice. Nous avons souvent vu chez les femmes qui consentaient à cesser l'usage du café au lait, disparaître, presque du jour au lendemain, des crampes d'estomac et d'autres inconvénients non moins ennuyeux ; puis les forces ne tardaient pas à renaître, l'appétit devenait meilleur, la coloration du visage était plus vive, les yeux plus animés, et tout cela s'explique facilement, car en même temps qu'on cessait le café au lait, il était remplacé par des aliments plus substantiels. »

Nous donnions aux partisans du café au lait le conseil de remplacer ce liquide par de bons potages, et nous écrivions à ce sujet : « Ceux qui y sont habitués vous diront que si l'on mange autre chose, du potage, par exemple, on a faim deux heures après; tandis qu'avec le café on peut attendre, sans besoin, pendant un certain nombre d'heures, le repas qui doit suivre. Mais c'est là précisément l'argument le plus puissant qui existe contre le café au lait, car il ôte l'appétit, il éloigne le désir des aliments; et le potage, au contraire, invite à manger. La cause qui lutte contre l'appétit est facile à concevoir : le café au lait est très-long à se digérer, il produit ce que l'on pourrait appeler vulgairement une digestion lâche; et pendant tout ce temps l'estomac reste inerte en présence des aliments, n'étant plus apte pour le moment à fonctionner de nouveau.

« Avec le potage, les choses se passent tout différemment. Il est vite digéré, et cette digestion rapide est précisément la cause de la faim qui renaît et vient nous avertir qu'il est temps de réparer nos forces. Si cette explication ne pouvait satisfaire les plus récalcitrants, qu'ils veuillent bien considérer que chacun de ces liquides, lait et café, pris l'un après l'autre, à demi-heure d'intervalle, seraient insuffisants en si petite quantité pour les nourrir, et que leur union préalable ne peut augmenter leurs facultés nutritives. »

Divers procédés sont mis en usage pour conserver la viande et le poisson : on se sert du sel, ou bien on les fume, ou bien encore on les fait macérer dans l'huile ou dans le vinaigre. Ces préparations ne sont pas généralement favorables à la santé, et les substances ainsi conservées ne doivent pas entrer dans le régime habituel ; les marins sont, en effet, sujets au scorbut et à d'autres maladies à cause des qualités malfaisantes de leur nourriture. La charcuterie rentre, en grande partie, dans la catégorie des aliments dont nous parlons, et on ne saurait trop conseiller aux ouvriers de lui préférer la viande de boucherie, car tandis que celle-ci, même en petite quantité, est réparatrice et bienfaisante, la charcuterie préparée, conservée, assaisonnée et transformée de mille manières est presque toujours insalubre ; d'ailleurs son prix, à poids égal, est toujours beaucoup plus élevé que celui de la viande ordinaire, et cette raison est encore concluante pour ceux qui ont besoin d'économiser.

Les aliments végétaux, qu'ils soient composés de fruits ou de légumes, ne conviennent guère exclusivement qu'à quelques personnes, mais ils sont néanmoins d'une grande importance pour varier le régime ordinaire, et dans une foule de circonstances où il est nécessaire de s'abstenir du régime animal. Les individus sanguins et nerveux, les habitants des pays chauds, ceux qui ont une tendance aux congestions des poumons ou des organes cérébraux, usent avantageusement de cette catégorie d'aliments. Les légumes frais surtout en fournissant peu à l'alimentation, et, en tenant le corps libre, rendent souvent de très-grands services ; mais les légumes secs, qui sont quelquefois une très-grande ressource, sont généralement d'une digestion difficile et déterminent des flatuosités ; aussi ne doit-on les employer qu'à défaut d'autres aliments.

Les fruits sont généralement un excellent complément de la nourriture habituelle ; ils ne peuvent guère nuire que si on les mange en trop grande abondance ou si l'on en fait usage avant qu'ils ne soient mûrs. Dans les climats méridionaux et dans la saison chaude, il serait difficile à l'homme de se passer de fruits. Aussi la Providence, dans sa majestueuse sagesse, les a-t-elle multipliés dans les contrées et aux époques où ils sont le plus utiles.

Les condiments ou substances qui s'ajoutent aux aliments ordinaires, pour stimuler l'odorat, le goût et même augmenter les facultés digestives de l'estomac, sont excessivement nombreux et se divisent en diverses catégories, que nous ne pouvons guère que signaler ici : les uns sont salins, et en première ligne se trouve le sel marin, qui est devenu un objet de première nécessité ; les autres sont sucrés, et, parmi eux, le miel et le sucre jouent le principal rôle. Puis viennent les condiments gras, tels que les huiles et le beurre ; les condiments acides, comme le vinaigre, le citron, l'oseille, le verjus, et enfin ceux qui sont âcres ou aromatiques, et quelquefois les deux à la fois ; dans cette classe se trouvent l'oignon, l'ail, le poireau, l'échalotte, le clou de girofle, la cannelle, le poivre, la muscade, etc.

A l'usage de chacune de ces nombreuses substances

se rattacherait une foule de considérations et de préceptes qui nécessiterait un immense travail. Nous ne pouvons guère que donner ici un conseil qui les embrasse toutes : n'en user que modérément et en être plutôt sobre que prodigue, si l'on veut que le palais ne se blase pas et que les organes digestifs n'y puisent pas une cause de maladies.

DIX-HUITIÈME LEÇON.

Des boissons. — De l'eau. — Conditions de l'eau potable. — L'eau de pluie.—L'eau de neige et l'eau de glace. — L'eau de rivière.—L'eau de source. — L'eau de puits.—Les eaux stagnantes. — De l'eau bue avec abondance. — Abstinence trop rigoureuse.—L'eau bue avec modération.—Avantages de l'eau fraîche.—Dangers de l'eau très-froide ; conseils à suivre. — Inconvénients de l'eau chaude. — Des boissons aqueuses composées. — Peut-on employer l'eau comme boisson exclusive? — Des boissons fermentées. — Elles contiennent de l'alcool.—Du vin potable. — Du vin frelaté. — Du cidre. — Le poiré et le cormé.—De la bière.

Les boissons occupent une place importante dans l'hygiène alimentaire, elles sont un besoin de chaque instant. Car, sans compter les exigences du sentiment impérieux de la soif, l'ingestion des aliments solides est fréquemment interrompue pour faire place à un liquide quelconque. Boire en mangeant est, ainsi que nous l'avons dit, l'une des conditions d'une bonne digestion ; mais différentes espèces de boissons sont employées à cet usage, et, tandis que les unes sont aqueuses, les autres sont alcooliques, acides, sucrées, aromatiques, etc. L'eau entrant pour une très-grande part dans la composition de toutes les boissons et formant à elle seule ou presque seule les boissons aqueuses, c'est donc de l'eau dont nous allons d'abord nous occuper.

L'eau nous intéresse à différents titres, car elle est la boisson la plus naturelle, elle est souvent mélangée aux boissons fermentées, elle sert aux usages de la cuisine, et ses autres applications sont si nombreuses, qu'elle est, comme chacun le sait, tout à fait indispensable. Aussi est-il nécessaire de connaître quelles sont les qualités qui appartiennent à l'eau potable, c'est-à-dire à celle qui est bonne à être bue.

L'eau est potable quand elle est limpide, douce, légère, d'une saveur fraîche et agréable, n'ayant aucune odeur et contenant une certaine quantité d'air; de plus elle doit bouillir sans se troubler ni former de dépôt, ne pas nuire à la cuisson des légumes et des viandes, et dissoudre le savon sans qu'il se forme des grumeaux. Celle qui remplira toutes ces conditions n'occasionnera aucun trouble dans les digestions.

L'eau de pluie est généralement très-pure; cependant, dans les temps d'orage, elle est souvent malfaisante. Lorsqu'on recueille l'eau de pluie pour la boire, il faut veiller à ce qu'elle tombe directement dans le vase qui doit la contenir, car, si elle coule auparavant sur les toits ou si elle passe par des tuyaux, ses qualités pourront être altérées. La première pluie entraînant avec elle les corpuscules en suspension dans l'atmosphère, il ne faut jamais recueillir l'eau dès le commencement de sa chute.

L'eau de neige et l'eau de glace sont difficiles à digérer ; la première laisse déposer un peu de poussière, et toutes les deux sont en partie privées d'air ; c'est pour cette raison qu'il faut avoir soin de les battre longtemps, en plein air, avant de les boire.

L'eau de rivière n'est pas toujours potable ; sa qualité dépend de la nature des lieux qu'elle parcourt, des crues annuelles ou de celles que produisent les orages, ce qui la charge souvent de matières organiques et de matières terreuses ; l'expérience et l'analyse peuvent seules décider si l'eau de telle ou telle rivière peut être employée sans subir aucune purification. Dans tous les cas, l'eau de rivière doit être filtrée avant de servir de boisson.

L'eau de source, plus claire que celle de rivière, présente, comme celle-ci, de nombreuses variétés, selon les terrains qu'elle a traversés, et a besoin, comme elle, d'être soumise à certaines épreuves pour être jugée.

L'eau de puits n'est presque jamais potable ; elle est très-peu aérée et contient souvent des matières étrangères provenant du sol ou de la maçonnerie du puits ; il est d'ailleurs difficile de la garantir contre les infiltrations des eaux putrides provenant des égouts, des écuries, des fosses d'aisances, etc.

L'eau des étangs, lacs, canaux, marais, mares, etc., est la plus mauvaise de toutes ; l'eau des marais surtout joint à son défaut d'eau corrompue celui de contenir des matières organiques en putréfaction. Il n'y a guère que l'eau des grands lacs qui soit tolérable ; cependant toutes les eaux stagnantes sont susceptibles d'être purifiées, et, si l'on était privé d'eau de meilleure qualité, on pourrait arriver à la rendre potable.

L'eau prise en boisson agit d'une manière différente, selon la quantité qui est ingérée dans un temps donné. Ainsi, si cette quantité est excessive, elle distend l'estomac et trouble les digestions, il arrive même quelquefois qu'elle est rejetée en grande partie par le vomissement. Lorsque c'est habituellement qu'une grande quantité d'eau est introduite dans l'estomac, il n'en résulte pas seulement de simples accidents, mais la constitution tout entière ne tarde pas à éprouver d'importantes modifications : l'estomac devient paresseux, l'appétit se détruit, des coliques et de la diarrhée surviennent, les chairs deviennent plus molles, la peau moins colorée, et la plupart des fonctions sont frappées d'une sorte d'inertie. Il est donc de précepte de ne jamais ingérer, sans soif, une grande quantité d'eau dans l'estomac, de se restreindre, autant que possible, si le besoin de boire est ardent, et de ne jamais contracter l'habitude de prendre de grandes quantités de liquides aqueux.

L'insuffisance des mêmes boissons produit également des accidents sérieux. Si l'on endure accidentellement le tourment de la soif et qu'il ait une certaine durée, on passe nécessairement par de vives souffrances, dont la triste série a été tant de fois décrite, qui commence par la sécheresse de la bouche et va jusqu'au délire le plus extravagant. La privation habituelle de boissons aqueuses pendant les repas augmente le travail de l'estomac, produit des indispositions et prédispose à certaines maladies.

Au contraire, l'eau prise en quantité modérée pendant le repas apaise la soif, favorise les digestions, répare les pertes que font les liquides du corps, augmente la masse générale du sang, qui devient plus fluide et moins stimulant, et répand le bien-être dans toute l'économie. C'est donc dans une proportion modérée que l'eau doit être bue, et dans la mesure des besoins qu'elle est destinée à satisfaire. Prise de cette façon, l'eau est réellement le liquide le plus précieux de tous, car il peut remplacer tous les autres, et jamais on ne se fatiguerait d'eau limpide et pure, comme cela arriverait pour tout autre boisson qui paraîtrait d'abord extrêmement agréable. De quel prix ne payerait-on pas un verre d'excellente eau, si on en avait été privé pendant longtemps, et, au bout d'une année ou deux de privation complète, ne boirait-on pas ce verre d'eau avec de véritables délices?

La température de l'eau, employée comme boisson, a une importance aussi grande que sa quantité; aussi, en énumérant les qualités que doit avoir l'eau potable, avons-nous dit que cette eau devait être fraîche. Il n'y a, en effet, que celle-ci qui produise, dans les circonstances ordinaires, une sensation agréable et dont l'usage habituel est favorable à la santé. L'eau fraîche calme bien la soif, stimule l'estomac, modère la transpiration et relève les forces de tout l'organisme. Prise aux repas, elle favorise la digestion; bue entre les repas et en quantité modérée, elle ne peut jamais nuire.

Il n'en est pas de même de l'eau très-froide; lorsqu'elle est bue avec abondance, à une certaine distance des repas et surtout lorsque le corps est en transpiration, elle détermine souvent les accidents les plus graves. C'est ainsi que, pendant les chaleurs de l'été, on voit survenir une foule de fluxions de poitrine, des maladies intestinales et autres. Les auteurs ont publié de nombreux exemples de mort subite occasionnée par l'ingestion brusque de l'eau froide, et la dernière épidémie de choléra a fourni beaucoup de victimes de cette imprudence. Il faut donc, lorsque le corps est en sueur, faire usage d'eau fraîche seulement et non pas d'eau froide; si l'on n'avait que cette dernière à sa portée et qu'un impérieux besoin de boire obligeât à s'en servir, on ne devrait alors le faire qu'avec parcimonie et n'avaler cette eau que par petites gorgées, en conservant chacune d'elles dans la bouche pendant quelques instants, afin de lui faire perdre une partie de sa froideur.

L'eau chaude est quelquefois employée comme médicament; ce n'est guère qu'aux repas, et à des intervalles assez éloignés, que l'on fait usage de liquides chauds; il semble même que l'estomac ait besoin de recevoir de temps à autre cette sorte de stimulation; mais l'abus de cette boisson déterminerait bientôt les accidents les plus funestes. Sous l'influence de l'eau chaude, on voit l'appétit diminuer, les digestions s'allanguir, et une faiblesse générale ne tarde pas à se produire. Il est donc important de ne pas faire un usage habituel, pendant l'été, d'eau qui paraîtrait chaude, relativement à la saison. Se procurer de l'eau fraîche, surtout lorsque le corps est soumis à la fatigue, est une véritable nécessité de l'hygiène.

On ajoute quelquefois à l'eau employée en boisson, certains principes qui modifient ses propriétés, c'est ainsi que des acides forment avec elle des limonades agréables au goût lorsque leur dose n'est pas trop élevée ; le sel commun, certains sels médicamenteux, le sucre, les plantes aromatiques ou autres, enfin toutes les substances solubles font de l'eau autant de boissons particulières dont l'action sur l'organisme se traduit par des effets aussi variables que leur nature. Ces boissons aqueuses composées sont trop nombreuses pour pouvoir être examinées ici, mais on peut poser en principe que si leur usage temporaire est quelquefois utile, elles ne conviennent pas généralement à la santé comme usage habituel.

Peut-on employer l'eau comme boisson exclusive ?

Oui, chez le plus grand nombre des individus, l'eau qui possède toutes les qualités indispensables à l'eau potable peut suffire pour toute boisson. Bien plus, elle est favorable aux constitutions saines, robustes, et favorise la longévité. Les individus à tempérament sanguin et nerveux, les femmes et les enfants, à cause de l'excitabilité de leur système nerveux, ceux qui sont convalescents de certaines maladies inflammatoires, les personnes qui font habituellement usage d'une nourriture très-substantielle se trouvent bien de l'usage de l'eau. Ce n'est certes pas parce que ce liquide est la boisson naturelle à l'homme et aux animaux que nous vantons les avantages de son emploi, mais l'expérience est là, et elle vient prouver chaque jour que des hommes très-vigoureux n'ont jamais bu autre chose que de l'eau ; elle n'affaiblit donc pas le corps. Quant à l'intelligence, l'antiquité et les temps modernes ont fourni des buveurs d'eau bien connus par leur génie, de sorte qu'il ne reste plus aucune raison pour proscrire cette boisson. Cependant, il est certaines conditions qui réclament l'usage des boissons fermentées : dans les pays froids et humides, dans les endroits marécageux, dans les climats très-chauds, il est souvent nécessaire de ne pas faire de l'eau une boisson exclusive ; mais ces circonstances débilitantes font exception et n'infirment pas la règle.

Les boissons fermentées les plus répandues sont, comme on le sait, le vin, le cidre, le poiré et la bière. Nous ne nous arrêterons pas sur la fabrication de ces liquides qui est à peu près connue de tout le monde, et qui a pour but, comme on le sait, la fermentation du suc des raisins, du jus de la pomme, de celui de la poire, et enfin de l'orge. Ces boissons sont en usage dans la plus grande partie du monde civilisé et sont devenues presque un des premiers besoins des populations ; ces besoins ne sont généralement que le résultat de l'habitude. Mais dans beaucoup de cas, dans les circonstances dont nous parlions tout à l'heure et qui excluent l'eau, les boissons fermentées sont nécessaires ; prises en quantité modérée, elles suppléent d'ailleurs fréquemment à l'insuffisance de la nourriture.

A part différentes substances que ces boissons contiennent et qui leur donnent un arome ou d'autres qualités particulières, l'alcool y entre toujours pour une certaine proportion, mais cette quantité varie avec la nature de la boisson fermentée et aussi avec le mode de sa préparation. C'est surtout à l'alcool qu'elles renferment qu'elles doivent d'être malfaisantes lorsqu'on abuse de leur usage, et nous verrons plus loin quelle est l'influence pernicieuse de l'alcool sur l'organisme.

Le vin présente une foule de variétés relatives au pays qui fournit le raisin employé à sa fabrication ; cependant, quelles que soient la délicatesse de son parfum et la finesse que le goût lui trouve, il est certaines qualités fondamentales qu'il doit avoir et qui sont importantes pour la santé. Il faut comme l'eau que le vin soit *potable* : pour cela il est nécessaire qu'il soit fait depuis au moins une année, qu'il ne soit point acide, que sa couleur soit bien franche et qu'il soit transparent ; à ces conditions, le vin pris en quantité modérée et selon le besoin de chacun, n'a pas de qualités nuisibles. Rappelons en passant que la France est le pays du monde le plus riche en vins, tant sous le rapport de leur variété que de leurs qualités délicates, aussi toutes les autres nations sont-elles, sous ce rapport, tributaires de notre beau pays.

Doit-on donner le nom de vin à ces affreux mélanges qui sont vendus aux barrières des grandes villes et qui perdent la santé de ceux qui, attirés par leur bas prix, vont périodiquement en faire abus au moins une fois la semaine ? Non, ce mélange de vins grossiers, d'eau, d'alcool, de matières colorantes et d'autres substances encore plus dangereuses ne mérite pas le nom de vin, et les ouvriers qui en font usage devraient tous savoir que chaque verre qu'ils absorbent porte dans leurs veines une nouvelle dose de poison. Si le mot POISON remplaçait le mot VIN sur l'enseigne de ces établissements borgnes, personne ne s'aviserait d'en boire, et cependant il ne manque que l'étiquette véritable.

Le cidre est la boisson la plus commune dans la Normandie et dans quelques autres pays ; ainsi que le vin, il présente des variétés qui sont en rapport avec la nature des terrains où les fruits sont récoltés ; cependant il subit généralement moins de falsification que le vin, et ceux qui en font commerce n'y ajoutent guère que de l'eau pour augmenter sa quantité, et parfois des matières colorantes pour lui donner un bel aspect. L'usage du cidre est assez agréable pendant l'été, il constitue une boisson saine et rafraîchissante, mais la difficulté est de le boire au moment convenable : trop récent, à l'état de cidre *doux*, il trouble les digestions, et agit comme laxatif; trop vieux, il est acide, fatigue l'estomac, altère les dents et est peu agréable à boire. Le meilleur cidre est celui qui ne fermente plus, c'est-à-dire environ six mois après sa fabrication ; le cidre est alors *paré*, comme l'on dit, mais au bout d'un an il est déjà trop vieux.

Le poiré est d'un usage peu ordinaire ; il est une foule de gens pour lesquels il est malfaisant, particulièrement ceux dont le tempérament est nerveux, aussi n'est-ce guère qu'une boisson de fantaisie ; il en est de même du cormé, que l'on prépare avec le fruit du cormier.

La bière est une boisson excessivement employée, et qui tend chaque jour à le devenir davantage, ce qui s'explique par la facilité avec laquelle se transportent, au sein des villes, les substances sèches, orge et houblon, qui servent à la fabriquer, et par les bons résultats que beaucoup de personnes en obtiennent. En effet, la bière conservant les principes amères et aromatiques du houblon, convient aux constitutions débiles, aux personnes maigres, et dans beaucoup de cas d'indisposition ou de maladie. Nous entendons parler toutefois de la bière légère, et non de ces bières fortes qui sont très-alcooliques et doivent souvent leur goût particulier à des matières étrangères qui y sont ajoutées, ou à une concentration trop énergique des principes qui entrent dans leur composition. C'est ainsi que d'une boisson saine et agréable, on fait un liquide lourd et indigeste, qui ne sert plus qu'aux palais blasés ou aux personnes qui veulent s'étourdir.

DIX-NEUVIÈME LEÇON.

Les boissons alcooliques; leur action commune.—L'ivresse et ses trois degrés. — Conséquences de l'ivresse habituelle. — Tremblement des ivrognes, folie, suicides. — Combustion spontanée. — Les enfants des ivrognes. — Morts accidentelles résultant de l'ivresse. — L'intempérance fournissant des accusés aux tribunaux; édit de François 1er. — Origine des crimes et délits. — Des vases et ustensiles employés pour les aliments et les boissons. — Les ustensiles en cuivre et les précautions qu'ils exigent. — Vases en plomb, étain, argent. — La fonte émaillée, le fer étamé. — De l'emploi du zinc. — Les vases vernissés.

Les boissons fermentées que nous avons passées en revue contiennent, ainsi que nous l'avons dit, une certaine proportion d'alcool. Quand on les soumet à la distillation, l'alcool, plus léger que le liquide auquel il est associé, passe le premier, et on peut alors le recueillir à part. Lorsque, dans l'opération de la distillation, cet alcool reste mélangé d'eau, le produit constitue une liqueur particulière qui n'est autre chose que l'eau-de-vie. Mais l'eau-de-vie n'est pas une liqueur unique, elle présente de nombreuses variétés qui sont dues à son origine; ainsi, celle qui vient du vin ne ressemble pas à l'eau-de-vie de cidre, et celle-ci est très-différente des autres liquides que produit telle ou telle substance susceptible de fermentation alcoolique.

On comprend que cette nombreuse collection de boissons, depuis celle qui contient une légère proportion d'alcool jusqu'à ce produit lui-même, offre des liqueurs à saveurs très-variées, et que le champ de la tentation est vaste pour le buveur. Cependant, quelle que soit leur composition, elles agissent sur l'organisme d'une façon à peu près identique, et qui est surtout en rapport avec la quantité d'alcool contenu ; nous pouvons donc étudier l'action commune de ces liqueurs sans les envisager séparément.

Il n'est personne qui n'ait eu occasion de voir des individus en état d'ivresse et de juger par conséquent de la puissance des boissons alcooliques bues avec excès. L'ivresse est la dégradation physique et morale de l'homme. Car si elle se manifeste d'abord par une certaine disposition à la gaîté, si celui qui commence à en être atteint paraît plus franc, plus ouvert, si son intelligence paraît excitée, sa parole plus facile, son regard plus animé, il ne tarde pas, s'il continue à boire, à avoir la parole embarrassée, la vue trouble, le regard stupide ; puis ses idées deviennent incohérentes, ses discours n'ont aucune suite, le caractère s'altère et est souvent irascible, défiant, querelleur ; les mouvements volontaires perdent leur assurance et leur régularité, le corps chancelle sur les membres inférieurs, il se passe là un véritable empoisonnement.

Mais l'ivresse peut présenter un troisième degré dont

le spectacle est encore plus triste à observer : l'homme, descendu au niveau de la brute, n'est plus qu'une masse inerte privée d'intelligence, de sentiment et de mouvement, il n'entend plus rien, ses membres sont abandonnés à leur propre poids, il est là, gisant sur le sol, répandant une odeur infecte produite par les excrétions qui le souillent et dont il n'a pas conscience. Certes, un pareil tableau a quelque chose de hideux et est bien fait pour inspirer l'horreur de l'ivrognerie, il est cependant quelquefois plus noir, car la mort peut être la conséquence d'un pareil état.

Lorsque l'ivresse se répète souvent chez le même individu, elle laisse à sa suite un état de malaise et d'abrutissement, une perturbation dans toutes les fonctions qui va sans cesse en augmentant. Mais il n'est pas nécessaire que l'ivresse habituelle soit poussée jusqu'à ses dernières limites pour que les alcooliques produisent leurs pernicieux effets sur l'organisme. Leur abus se traduit bientôt par certains signes qui siégent sur le visage : le nez, les joues, les lèvres, les oreilles sont très-colorés et parcourus par des petits vaisseaux augmentés de volume et devenus très-apparents ; l'estomac et les intestins s'enflamment, l'appétit s'éteint, des vomissements surviennent fréquemment ; puis des maladies du foie, des affections incurables du cœur, la gravelle ou autres maladies graves, sont souvent la conséquence de cette altération de l'organisme.

Sous l'influence des mêmes causes, l'homme arrive à un état de dégénérescence qui est désormais irréparable : un tremblement continuel affecte les lèvres, les bras et les jambes, des hallucinations marquent le trouble de l'intelligence, et la raison, ce bel attribut de l'homme, finit par disparaître pour faire place à une folie incurable. Le docteur Bayle rattache à cette cause un tiers des aliénations mentales qu'il a observées à Charenton. La folie des ivrognes a souvent une funeste issue, car elle est généralement très-sombre, et lorsque le désespoir survient, le penchant au suicide ne tarde pas à en être la conséquence. On constate chaque année qu'un très-grand nombre de suicides ne sont dus qu'à l'ivrognerie, et les auteurs n'hésitent pas à attribuer à cette cause la plus grande partie des suicides qui ont lieu en Angleterre, en Allemagne et en Russie.

Il est un horrible accident, peu connu du public, mais bien connu des médecins, qui a souvent été la conséquence de l'ivrognerie, c'est l'incendie spontané de l'homme. Des faits très-nombreux, attestés par les hommes les plus illustres, sont exposés avec tous leurs détails dans les traités de médecine légale, et ils prouvent que souvent des individus saturés d'alcool ont été carbonisés à l'approche de la flamme d'une bougie ou d'une très-petite portion de matière en combustion, qui n'aurait produit dans toute autre circonstance qu'une légère brûlure. Ce singulier phénomène, qui présente les chairs et les os d'un être vivant s'enflammant et brûlant comme les corps combustibles, a été l'objet de diverses théories et de nombreuses explications ; mais, quelle que soit la raison que l'on adopte, la cause première n'en est pas moins indubitable ; elle réside tout entière dans l'abus des alcooliques.

Que de raisons pour pratiquer la sobriété et combien il est nécessaire de prévenir les jeunes gens de très-bonne heure contre ces tristes abus! Lorsqu'on connaît les dangers auxquels nous exposent les liqueurs alcooliques, on n'est pas surpris que les législateurs des Orientaux aient introduit leur proscription dans les lois qui se rattachent à leurs croyances religieuses.

La santé de celui qui se livre à l'ivrognerie n'est pas seule en jeu, comme on pourrait le penser au premier abord; celle de ses enfants en est fâcheusement influencée, et il leur procure, en se livrant à sa fatale passion, une constitution débile et quelquefois des maladies incurables, responsabilité terrible dont la conscience la plus indifférente devrait au moins avoir souci. Dans un mémoire sur les causes prédisposantes, héréditaires, de l'idiotie et de l'imbécillité, M. le docteur Moreau (de Tours), médecin de l'hospice de Bicêtre, a établi que, sur 56 idiots et imbéciles, l'ivrognerie du père ou de la mère a été notée douze fois comme cause prédisposante. (*Union médicale*, 10 février 1853.)

L'abus des alcooliques ne se borne pas à produire les désordres que nous venons de passer en revue; l'ivresse ôtant à celui qui s'y livre la liberté de ses mouvements et la conscience de ses actes, il en résulte qu'une foule de morts accidentelles ne reconnaissent pas une autre cause. Tel homme qui était constitué pour vivre de longues années se noie ou est écrasé par une voiture; tel autre met le feu à son lit ou à ses vêtements, et meurt dans des souffrances atroces. Et que l'on ne s'imagine pas que ces accidents sont rares, car les travaux de statistique prouvent chaque année le contraire; ainsi, sur 45,609 morts accidentelles constatées en France, dans l'espace de sept années, de 1835 à 1841, 10,622 n'ont pu être attribuées qu'à l'ivrognerie : c'est, comme on le voit, un peu plus de 4 morts par jour qui sont dues à cette cause.

Ce n'est pas tout, l'intempérance produit un nombre immense de coupables envers la société, et chaque jour les tribunaux nous en offrent le triste exemple. Ces faits sont, au reste, tellement avoués que les avocats se croient toujours obligés de plaider l'ivrognerie comme circonstance atténuante. Peut-être devrait-on envisager, au contraire, l'abrutissement produit par cette cause comme une circonstance aggravante ; c'est une législation qui a prévalu autrefois, et il est curieux de lire l'édit publié à ce sujet le 30 août 1536, par François Ier, sur le fait de la justice dans le duché de Bretagne. L'article 1er du chapitre III est ainsi conçu :

« Et pour obvier aux oisivetés, blasphèmes, homicides et autres inconvénients qui arrivent d'ébriété, est ordonné que *quiconque sera trouvé ivre* soit incontinent constitué et détenu prisonnier au pain et à l'eau, pour la première fois ; et si secondement il est pris, sera, outre ce que devant, battu de verges au défaut, dans la prison, et la tierce fois sera fustigé publiquement ; et s'il est incorrigible, sera puni d'amputation d'oreille et d'infamie et bannissement de sa personne, et il est par exprès recommandé aux juges, chacun en son territoire et district, d'y regarder religieusement ; et s'il advient que par ébriété ou chaleur de vin, lesdits ivrognes commettent aucun mauvais cas, *ne leur sera pour cette occasion pardonné*, mais seront punis de la peine due au délit et davantage pour ladite ébriété , à l'arbitrage du juge. »

De nos jours on est plus indulgent pour l'ivrognerie, et cependant il arrivera peut-être un moment où une plus grande sévérité sera nécessaire, car si l'abus des liqueurs alcooliques venait à disparaître, les crimes et délits diminueraient dans une proportion considérable. D'après les calculs qui ont été faits, l'ivrognerie est l'unique cause des sept huitièmes des crimes, du quart des attentats contre les personnes, des trois quarts de ceux contre les propriétés et des quatre cinquièmes des délits. Que de gens déshonorés et dont l'avenir est perdu pour s'être abandonnés à l'intempérance !

Les *vases et ustensiles,* qui servent aux aliments et aux boissons, méritent d'occuper un instant notre attention, car leur altération peut produire les plus graves accidents.

Le cuivre est de tous les métaux celui qui donne lieu au plus grand nombre de ces accidents; en effet, les acides, y compris le vinaigre, le vin, l'eau salée, les corps gras, le sang, lorsqu'ils séjournent dans le cuivre, y produisent du vert-de-gris avec la plus grande facilité; l'eau et l'air lui-même attaquent le cuivre, et l'on sait que le vert-de-gris est un poison violent. Si la quantité du poison est très-minime, il ne tue pas, mais il produit des coliques et des indispositions très-pénibles à supporter. Il est donc important de ne se servir que de vases de cuivre parfaitement et fréquemment étamés; de ne jamais y laisser ni refroidir, ni séjourner les aliments sous aucun prétexte. Les robinets de cuivre sont également très-dangereux, et devraient toujours être parfaitement étamés, et ils ne peuvent jamais être employés pour les barils à vinaigre.

Le plomb s'altère aussi avec la plus grande facilité, même au simple contact de l'air, aussi est-il prohibé par les ordonnances de police pour une foule d'usages, notamment pour recouvrir les comptoirs de marchands de vin. Tous les vases métalliques, au reste, nécessitent une surveillance très-active, car des sels vénéneux peuvent s'y former par le contact des acides, de l'eau salée, de la graisse, de l'huile, du beurre, etc. L'étain et l'argent seraient exempts de ces inconvénients, mais le premier contient souvent une proportion de plomb, et l'argent n'est pas toujours au premier titre ; il y a donc nécessité de tenir toujours très-propres les vases et ustensiles métalliques, quel que soit le métal qui les forme, et il ne faut jamais y laisser séjourner les mets. Le fer seul fait exception, son altération est tout à fait inoffensive

Les vases de métal non dangereux sont ceux qui sont fabriqués avec la fonte émaillée, ou le fer étamé ; malheureusement leur durée est peu considérable et la tôle étamée elle-même qui résiste mieux que le fer-blanc s'use encore très-promptement.

Le bon marché du zinc a porté tout naturellement à fabriquer avec ce métal une quantité de vases et d'appareils, mais son altérabilité et les dangers qu'elle peut entraîner ont été l'objet de nombreuses discussions, si bien que la police sanitaire en à proscrit l'emploi dans beaucoup de cas. Cependant on peut affirmer que le zinc n'est pas altérable par l'eau froide, ce qui permet déjà d'utiliser sans crainte l'eau qui a coulé sur les toitures de zinc, ou qui a séjourné dans des ustensiles formés du même métal. Dans beaucoup de fermes de France et de Belgique on se sert d'ustensiles de zinc pour le transport du lait, la fabrication des fromages et du beurre sans que l'on ait jamais signalé le moindre accident dû à cette cause. Ces faits ont surtout été mis en lumière par M. Gaultier de Claubry, et les recherches de ce savant modifieront peut-être les sentiments de défiance que l'on a généralement pour le zinc.

Les vases de grès, de porcelaine, de verre, de fer, de terre vernissée sont exempts de tous inconvénients. Cependant les poteries sont souvent recouvertes d'un vernis dans la composition duquel entre le plomb ou autres substances dangereuses. Il est donc nécessaire que ce vernis soit très-dur, qu'il ne soit pas susceptible d'être rayé par la pointe d'un couteau et qu'il soit assez adhérent à la terre qu'il recouvre pour ne pas s'exfolier par l'action du feu. Lorsque la poterie est neuve il faut la laver avec soin à l'eau bouillante ; il est même quelquefois nécessaire de l'employer d'abord à faire cuire quelques aromates afin qu'elle ne communique aux mets aucune saveur désagréable.

VINGTIÈME LEÇON.

Nécessité du mouvement pour l'homme et les animaux. — Le mouvement représente la vie, il est de tous les âges. — Ce qu'on doit faire quand on est souvent au repos. — L'escrime est un des meilleurs exercices; ses avantages. — Résultats pour les jeunes sujets. --- Preuves par l'expérience; objections réfutées. — Précautions à prendre au sujet des exercices de corps. — Bons effets du travail. — Profession agricole; son honorabilité et pourquoi les jeunes gens la dédaignent. — Nombreux avantages de la profession agricole. — La marine et ses ressources hygiéniques. — Nécessité du sommeil; préceptes à suivre.

Le mouvement est l'une des grandes conditions d'existence auxquelles est soumis le règne animal tout entier, et l'homme surtout qui a été doué de moyens de locomotion très-perfectionnés, est obligé de se mouvoir sous peine de voir la vie s'éteindre. Aussi sa volonté, d'accord avec la raison, met-elle sans cesse en jeu tous les organes qui sont sous sa dépendance, et loin de chercher à rester dans un engourdissement stérile, l'homme trouve toujours une nouvelle jouissance à exécuter ce qu'il a désiré faire. Si quelque maladie le condamne à l'inaction, il est malheureux et ne peut supporter sans un vif chagrin l'impossibilité de se mouvoir. Voyez le pauvre paralytique, il s'impatiente lorsqu'il voit que son bras ou sa jambe sont indociles, il fait des efforts de volonté incroyables, il s'irrite, s'emporte même, et va jusqu'à frapper avec le membre qui a conservé ses mouvements celui qui ne lui obéit plus ; triste exemple de l'orgueil blessé et de la faiblesse de notre organisation physique !

Le besoin de mouvement est aussi naturel et aussi impérieux que celui de boire ou de manger, et il se manifeste dès l'âge le plus tendre. À peine l'enfant nouveau-né a-t-il acquis la force nécessaire pour se mouvoir, qu'il ne cesse d'agiter ses membres ; aussi la barbarie, qui consiste à l'enfermer dans le maillot, a-t-elle été l'objet des indignations les plus ardentes. Lorsqu'il est arrivé à la fin de sa première année, un peu plus tôt, un peu plus tard, selon la constitution dont il est doué et les circonstances qui l'entourent, il cherche à changer de place, à se traîner sur ses coudes et ses genoux, à se tenir debout. Plus tard, il obéit encore instinctivement au vœu de la nature en mettant constamment en jeu l'appareil musculaire et favorisant ainsi son développement. Le plus grand nombre des enfants qui ont atteint trois ans sont dans une agitation incessante, marchant, courant, sautant, grimpant, se roulant à terre jusqu'à ce que l'heure du sommeil vienne les surprendre au milieu de leurs jeux et remettre au lendemain la continuation des mêmes exercices. Loin de mettre obstacle à cette activité perpétuelle, les parents de l'enfant, tout en l'éloignant du lieu de leurs occupations, si sa présence leur nuit, et en prenant des précautions pour qu'il ne lui arrive aucun accident, doivent lui laisser la plus entière liberté. Dans l'âge adulte, lorsque le corps a pris à peu près tout son accroissement, l'action musculaire est moins suivie, mais n'est pas moins importante ; ce n'est qu'à un âge assez avancé, ou lorsque l'obésité a devancé les années, que l'homme répugne au mouvement.

Ainsi, il n'y a là aucun doute, le mouvement est indispensable à l'homme, il représente la vie, tandis que l'immobilité conduirait à la mort, dont elle est l'image. Cette nécessité du mouvement indique l'importance et le rang que l'exercice et le travail occupent dans les lois de l'hygiène ; aussi les savants ont-ils dans tous les temps multiplié leurs efforts pour déterminer les conditions de l'exercice et du travail, étudier leur influence sur la santé et préciser tous les bons résultats qu'on en obtient lorsque la direction est sage et régulière.

Dans nos conditions sociales, avec les occupations et les aptitudes particulières à chacun, tout le monde ne peut se livrer au travail corporel, aussi les exercices divers doivent-ils souvent le remplacer. Certes, les ouvriers de tout genre sont nombreux en France, et grâce aux progrès de l'hygiène, les professions insalubres deviennent de jour en jour plus tolérables, ce qui fait que le travail contribue généralement à entretenir la santé et à prolonger la vie ; mais les travailleurs de l'esprit forment aussi une partie importante de la population, à ceux-là un exercice régulier est indispensable, et il ne doit pas se borner, comme cela arrive quelquefois, à une course ou promenade le matin et le soir. Tous les exercices du corps, la marche, les jeux d'adresse en plein air, l'usage du cheval, la natation, etc., conviennent à l'homme qui passe la plus grande partie de sa vie au repos. Cependant tous les exercices ne lui sont pas favorables, et il doit fixer son choix sur ceux qui nécessitent une très-grande activité, afin de remplacer, dans un temps limité, un exercice plus modéré qui durerait une plus grande partie de la journée.

Nous n'avons pas la prétention d'examiner ici chaque espèce d'exercice en particulier, et de passer en revue toutes les merveilles que produit la gymnastique, mais nous pouvons au moins donner quelques explications sur l'un des exercices qui nous paraissent les plus précieux. L'escrime nous semble devoir jouer un rôle très-important dans cette partie de l'hygiène, et cette sorte de gymnastique, contre laquelle on ne peut avoir que des objections mal fondées, est à coup sûr trop négligée. Cet exercice peut être utilisé pendant la plus grande partie de l'existence ; mis en pratique avant l'âge adulte, on pourrait en prolonger l'usage jusque dans l'âge mûr même avancé. L'escrime met en jeu tous les muscles du corps, car non-seulement ceux des membres et du tronc se contractent et se relâchent alternativement, mais il n'est pas jusqu'à ceux de la face eux-mêmes qui ne soient en mouvement et qui ne viennent donner à la physionomie une expression plus noble et plus caractérisée. La rapidité des mouvements, la variété des attitudes, l'énergie que l'on doit employer pour attaquer l'adversaire ou pour parer ses coups, développent le système musculaire, élargissent la poitrine, assouplissent les articulations, et le sentiment de l'attaque et de la défense sans cesse excité fait oublier la fatigue. En outre, les organes intérieurs éprouvant à chaque instant une légère secousse, leurs fonctions sont activées et la circulation accélérée.

Chez les jeunes gens l'escrime a encore d'autres avantages, elle les rend très-vifs et très-agiles, donne à leurs mouvements une très-grande précision qui se révèle ensuite dans leurs moindres actes, et les habitue à prendre des déterminations rapides. Le jeune homme qui est exercé de bonne heure à manier le fleuret ou épée d'escrime est beaucoup plus adroit que ceux de ses camarades qui sont étrangers à cet exercice, et dans mille circonstances on le verra agir avec la plus grande prestesse. Ainsi, développement des forces, perfection des formes du corps, action sur les facultés cérébrales, régularisation des diverses fonctions, attitudes aisées, adresse plus grande, habitude de la fatigue et compensation d'un repos trop prolongé, tels sont les principaux avantages de l'escrime.

L'éloge que nous faisons de cet exercice pourrait paraître suspect à quelques personnes qui verraient là une prédilection particulière pour une gymnastique favorite. A cela nous répondrons que l'expérience est là pour confirmer ce que nous avançons, et que beaucoup de médecins ont pu voir, ainsi que nous, des jeunes sujets qui n'ont dû qu'à cet exercice le développement complet de leurs forces physiques et chez lesquels des membres grêles, une poitrine étroite, une démarche nonchalante ont été remplacés par une belle proportion

des muscles, une ampleur suffisante du thorax et une
sorte d'aisance et de fierté dans la tenue qui n'avaient
rien de désagréable. Il n'est pas d'ailleurs un hygiéniste
qui n'ait vanté cet exercice et ne lui ait prêté l'appui de
son autorité.

En familiarisant les jeunes gens avec l'épée vous ferez
des bretteurs, d'insupportables querelleurs, nous dira-
t-on encore? Erreur profonde, car il est remarquable
que les hommes les plus habiles dans l'art de l'escrime
sont ordinairement très-doux, aimant parfois cet exercice avec passion, mais puisant tout au plus dans la
conscience de leur force et de leur adresse une sorte de
dignité et non des airs d'impudence et de provocation.
Ne sait-on pas que, généralement, les hommes très-forts
sont loin d'être méchants, et d'ailleurs le duel avec sa
sauvagerie ne s'efface-t-il pas chaque jour de nos mœurs?

Tous les exercices de corps réclament certaines précautions qui sont indispensables pour qu'ils soient bienfaisants. Autant que possible il faut s'y livrer en plein
air ou au moins dans un local bien aéré et où il n'existe
aucun encombrement. Les mouvements répétés ayant
ordinairement pour résultat d'activer les fonctions de la
peau et de produire la sueur, il faut éviter toute espèce
de refroidissement lorsque l'exercice vient à cesser ; si le
linge qui touche le corps est mouillé, on doit s'empresser
de le remplacer. Les vêtements amples et légers sont ceux
qui conviennent le mieux, et le corps ne doit être comprimé par aucun lien qui viendrait gêner le cours du
sang, l'expansion du ventre ou de la poitrine et entra-
ver le jeu des organes musculaires. Il est également im-

portant de ne jamais se livrer à un exercice violent après le repas et de ne pas manger immédiatement après un exercice actif.

Après avoir constaté l'utilité des exercices de corps et les avantages de l'escrime en particulier pour les individus qui se livrent aux travaux de l'esprit et pour tous ceux qui restent chaque jour très-longtemps au repos, voyons quels sont les avantages du travail pour ceux dont la profession réclame une certaine activité.

Le travail est la loi faite à l'homme sur terre,

a dit le poëte, mais cette loi est une nécessité pour son organisation, car le travail est l'exercice de l'homme laborieux et le plus sûr gardien de sa santé ; chaque profession qui réclame une certaine activité a une influence considérable sur la durée de la vie. Il nous serait difficile d'examiner ici toutes les professions exercées par les ouvriers, et d'ailleurs les préceptes qui leur seraient applicables rentrent dans les prescriptions générales de l'hygiène que nous avons étudiées précédemment. Certaines professions méritent cependant une attention particulière, à cause de leur importance ; de ce nombre est la profession agricole, à laquelle se trouve naturellement vouée une partie considérable des populations. L'agriculture a été honorée dans tous les temps et chez tous les peuples, non-seulement à cause des services qu'elle rend, mais parce que ceux qui s'y livrent ont souvent su la rendre honorable par la simplicité et la pureté de leurs mœurs. De nos jours encore, ce n'est guère que dans certaines campagnes où l'on peut rencontrer ces familles aux coutumes patriarcales qui inspirent dès le premier aspect la déférence et le respect. Malheureusement, le luxe des villes, et il faut bien le dire, les mœurs légères qui y règnent, attirent les jeunes gens des campagnes, qui ne se doutent guère que les chagrins, la misère et la maladie les attendent souvent au milieu des grandes cités.

La profession agricole présente néanmoins pour ceux qui veulent bien y réfléchir des avantages qu'aucune autre ne peut offrir. A la campagne, on respire un air pur et libre, l'habitation n'est pas réduite à une étroite cage comme celle des ouvriers des villes ; elle est vaste, bien aérée, reçoit généralement dans l'été les rayons bienfaisants du soleil, et peut être munie, à peu de frais, du combustible nécessaire pendant les rigueurs de l'hiver. Tandis que l'habitant peu aisé de Paris souffle dans ses doigts et ménage son bois et son charbon, le paysan, assis devant un feu qui pétille et égaye son habitation, songe à ses travaux du lendemain. Ses habits sont larges et ne gênent aucun de ses mouvements ; s'il mange peu de viande il a en revanche une nourriture saine et copieuse, et il possède en abondance la boisson qui lui plaît. Ses travaux l'intéressent par leur utilité et le charment par leur variété ; voyant croître autour de lui les arbres, les plantes, les animaux, il est heureux dans la contemplation des merveilles de la création. Puis la vie des champs est on ne peut plus favorable à la santé, les maladies la visitent peu et c'est elle qui fournit les plus nombreux exemples de longévité ; et tandis que les vieillards des villes traînent souvent un corps usé, ceux des campagnes conservent généralement la vigueur de leur esprit et l'intégrité de leurs sens. Que de raisons pour chercher le bonheur dans une profession où l'on a tant de chances de le rencontrer!

Il est une autre profession dont nos voisins d'outre-mer connaissent bien toutes les importantes ressources, c'est celle du marin. A part les jouissances que procurent les voyages, l'avantage de parcourir la plus grande partie de la terre, de visiter les différents peuples, d'admirer la nature dans ses dispositions les plus variées, d'être enfin plus complet que les hommes qui passent toute leur vie sur une surface de quelques kilomètres, la marine, sous le rapport hygiénique, présente d'excellentes conditions.

L'atmosphère maritime est de la plus grande pureté, elle est exempte de ces miasmes qui se dégagent sur la terre de nombreux foyers d'infection. La température est plus égale en pleine mer que sur terre, car celle du jour est moins différente de celle de la nuit. Dans le vaisseau, il est vrai, l'air n'est bien pur que sur le pont, mais chaque jour de nombreuses améliorations sont apportées à l'hygiène de l'habitation, et le faux-pont, la cale elle-même sont disposés de manière à recevoir l'air et la lumière. Enfin, le régime régulier des marins, la liberté de mouvements qu'ils trouvent dans leur costume, les travaux mêmes auxquels ils se livrent contribuent au maintien de la santé. Les matelots fournissent des exemples remarquables de longévité, et en Angleterre on a établi par des calculs que la mortalité est moins considérable chez eux que parmi les classes ouvrières prises au même âge dans les villes. Il est donc probable que tous les avantages attachés à la profession maritime seront de plus en plus appréciés en France, et que nous verrons la jeunesse l'embrasser avec ardeur.

Lorsque l'exercice ou le travail ont rempli la plus grande partie du jour, il est important, pour réparer les forces, de se livrer au sommeil. Fixer la durée du sommeil nécessaire à chacun est presque impossible, car, tandis que beaucoup de personnes se trouvent bien de dormir six ou sept heures, il en est d'autres pour lesquelles cette mesure est trop large ou insuffisante. C'est donc à chacun qu'il appartient de régler la durée de son sommeil et de la mettre en rapport avec l'âge, la constitution, les travaux auxquels on se livre, etc. Il est toutefois un précepte important qu'on ne doit pas oublier, c'est l'obligation de se livrer au sommeil pendant la nuit et non pendant le jour; à cette condition seule le sommeil est réparateur et bienfaisant. Dormir plus qu'il n'est nécessaire est une coutume qui nuit à la santé, et on a d'ailleurs calculé qu'en se levant deux heures plus tôt, on a vécu, au bout de quarante ans, 20,200 heures de plus, c'est-à-dire 3 ans 121 jours 16 heures; cela vaut bien la peine de bannir la paresse de ses habitudes.

VINGT ET UNIÈME LEÇON.

L'étude des lois de l'hygiène nous conduit directement à une connaissance extrêmement importante, celle des causes des maladies. Est-il en effet quelque chose de plus précieux que de pouvoir préciser les circonstances qui viennent rompre l'équilibre des fonctions et produire la maladie ? Malheureusement, quels que soient l'état avancé des sciences, les données de l'expérience et la rectitude du jugement, nous ne pouvons arriver à connaître les causes de toutes les maladies, ce qui nous met dans l'impossibilité de les éviter d'une manière complète. Cette difficulté de connaissances exactes doit nous rendre plus chères celles que nous possédons, et nous pouvons au moins nous prémunir contre un certain nombre de causes qui tendent à détruire la santé.

Le manque de propreté du corps est une cause très-puissante de maladies, aussi voit-on non-seulement certaines affections de la peau, mais beaucoup d'autres états morbides survenir chez les personnes qui négligent les soins de propreté. Lorsque la peau est habituellement couverte soit par un corps étranger qui y adhère, soit par le produit de ses propres excrétions, ses fonctions languissent et la santé finit par être troublée. En effet, si on couvre le corps d'un animal d'un vernis imperméable étendu sur toute la surface cutanée, cet animal ne tarde pas à succomber, mais au lieu d'un vernis qui recouvre la peau, si cette membrane est en partie couverte par la saleté, ce n'est plus la vie qui cesse, mais c'est la santé qui disparaît.

Le moyen de remédier aux inconvénients que nous venons de signaler est bien simple et connu de tous, c'est le lavage. Plusieurs modes de lavages peuvent être employés pour la propreté du corps ; le plus simple et celui qui est à la portée des gens les plus malheureux consiste en lotions faites à l'eau froide, à l'aide d'une éponge. Ces lotions renouvelées chaque matin et exécutées rapidement lorsque la saison est froide, et plus longuement lorsqu'elle est chaude, ont un double avantage : celui de débarrasser la peau des impuretés qui se trouvent à son contact, et celui non moins précieux d'agir sur la constitution tout entière comme moyen stimulant et tonique. L'usage de ces lotions ne saurait être trop recommandé, il est presque toujours favorable à la santé, et une foule de gens lui doivent, en partie, la vigueur dont ils sont doués. Il n'y a guère de contre-indication que pour les très-jeunes enfants, les vieillards et les convalescents.

Dans l'hiver, les lotions peuvent être faites à l'eau tiède, mais alors le bain entier leur est bien préférable. L'usage des bains d'eau chaude remonte aux temps les plus reculés ; on sait que leur prescription avait sa place dans les codes civils et religieux des anciens, et que les bains publics étaient multipliés et construits avec un soin tout particulier. De nos jours, les bains sont loin d'être négligés, au moins dans les grandes villes ; de nombreux établissements sont ouverts aux baigneurs, et les gouvernements eux-mêmes favorisent la construction des bains et lavoirs publics ; cependant beaucoup de personnes ignorent les préceptes les plus indispensables, qui se rattachent au bain, et quelques renseignements à cet égard sont utiles à publier.

Le bain chaud se prend ordinairement dans l'eau chauffée à une température modérée, c'est-à-dire entre $+ 28°$ et $+ 35°$ centigrades. On ne peut préciser exactement le degré auquel le bain doit être pris, car certaines personnes le supportent beaucoup plus chaud que d'autres ; la sensation que l'on y éprouve doit servir de guide : si l'on frissonne dans le bain, il est trop froid, quel que soit d'ailleurs le degré indiqué par le thermomètre.

Lorsque le bain est trop chaud, il peut produire immédiatement des accidents assez sérieux ; la peau devient rouge et gonflée, le sang afflue sur toute la surface du corps, la face est animée, les yeux injectés, la tête douloureuse, les artères des tempes battent avec force, la respiration est anxieuse et opprimée. Si le bain se prolonge, il survient des vertiges, la tête semble lourde, l'intelligence s'altère et l'apoplexie devient imminente. On voit par ce tableau très-abrégé quels sont les dangers que peut faire courir le bain très-chaud, et combien on doit éviter de s'y exposer. Après le bain, quelque courte qu'ait été sa durée, le malaise peut persister et se transformer en une maladie sérieuse.

Lorsque le bain chaud a une température convenable, il produit au contraire une sensation de bien-être qui est très-agréable, la douce chaleur qui se fait sentir à la peau semble se communiquer aux organes intérieurs, une tendance au sommeil se manifeste, et les frottements exercés sur la peau détachent de nombreux débris d'épiderme qui viennent flotter à la surface de l'eau. Ce dernier résultat n'est pas un des moindres avantages du bain chaud, car indépendamment de l'effet favorable qu'il produit sur l'économie, il dégage la peau de tout ce qui peut nuire à ses fonctions

Le bain chaud convient à tous les âges et à toutes les constitutions; toutefois, s'il est utile à tous, il est absolument indispensable pour certains individus : ceux qui exercent des professions qui salissent la peau doivent surtout y recourir souvent. Les ouvriers qui préparent ou emploient des substances délétères susceptibles de s'attacher à la surface cutanée, évitent souvent par ce moyen des maladies qui résultent de l'absorption du poison ; c'est ainsi que dans ces derniers temps les enquêtes qui ont eu lieu au sujet du blanc de zinc et du blanc de plomb ont prouvé que cette dernière substance détermine beaucoup moins d'accidents qu'autrefois, depuis que la propreté la plus rigoureuse est exigée des ouvriers. Les personnes qui éprouvent fréquemment une grande fatigue soit physique, soit intellectuelle, trouvent dans le bain tempéré un puissant moyen de soulagement. Il est également très-favorable aux hommes nerveux ou bilieux, aux femmes pendant leur grossesse, et même aux nourrices, quoique les croyances populaires affirment le contraire.

Le bain doit-il être fréquemment renouvelé? Oui, le bain employé comme moyen de propreté doit être pris assez souvent, c'est-à-dire une fois par semaine. Lorsque les ouvriers ont terminé leurs travaux de la semaine, ils feraient certes une chose éminemment intelligente et favorable à la conservation de leur santé, en prenant un bain qui ne leur coûterait qu'une faible somme, plutôt que de se livrer à des dépenses beaucoup plus fortes et beaucoup moins raisonnables. Cependant, les bains trop répétés diminuent le ressort de la peau, la rendent très-impressionnable à l'air et abattent les forces musculaires. Il en est donc des bains comme de toutes les bonnes choses, il ne faut pas en abuser; dans certains cas de maladie seulement les bains peuvent être multipliés selon les indications.

On doit prendre le bain à jeun, ou au moins deux heures après le repas, et mieux trois heures, afin que l'on soit certain que la digestion est bien faite. Si le corps est plongé dans l'eau avant que les aliments que l'on a pris auparavant ne soient complétement digérés, il peut en résulter de graves accidents ; on a vu survenir dans ce cas des indigestions mortelles. Le moment le plus favorable pour prendre le bain chaud est le soir, immédiatement avant le coucher. Dans le jour, quelque précaution que l'on prenne pour bien sécher la peau, elle conserve toujours un peu d'humidité, et comme elle a été nettoyée des substances étrangères qui se trouvaient à sa surface, dégagée des débris d'épiderme et de quelques matières grasses, elle est très-impressionnable à l'action de l'air. La chaleur du lit, qui se prolonge nécessairement pendant plusieurs heures, pare à tous les inconvénients, et à moins que la saison ne soit très-chaude, elle est indispensable pour que le bain soit bienfaisant.

Quelques précautions sont utiles pour prendre le bain chaud : lorsque l'on s'est assuré que la température de l'eau est convenable, que cette eau, ainsi que la baignoire qui la contient, sont parfaitement propres, il est bon de plonger d'abord les pieds et les jambes seuls pendant quelques minutes, afin que cette sorte de bain de pieds empêche le sang d'affluer vers la tête. Pour peu que l'on soit prédisposé aux congestions cérébrales, et que l'on éprouve la moindre suffocation, il faut appliquer sur le front un linge en plusieurs doubles ou une éponge imprégnés d'eau froide que l'on gardera ainsi pendant la durée du bain. Avant de sortir de la baignoire, et pendant que l'on essuie la moitié supérieure du corps, il est toujours avantageux de laisser séjourner les pieds dans de l'eau passablement chaude pour les mêmes raisons qui indiquent de commencer par l'immersion des extrémités inférieures.

La durée du bain doit être d'environ une heure; plus courte, elle est généralement insuffisante pour que l'épiderme se ramollisse et se gonfle, et pour que la peau soit bien nettoyée; plus longue, elle détermine de l'affaiblissement, et les personnes d'une constitution débile ne peuvent même supporter le bain plus d'une demi-heure ou trois quarts d'heure. Les enfants très-jeunes et les vieillards doivent prendre des bains très-courts, il leur suffit généralement de vingt minutes de séjour dans l'eau tiède pour en obtenir de très-bons résultats et éviter les inconvénients.

Dans l'été, le bain de rivière ou même le bain de mer peuvent remplacer avantageusement le bain chaud. C'est lorsque les chaleurs durent depuis au moins quinze jours que l'eau acquiert une température suffisante pour que l'on puisse prendre des bains froids. Cette espèce de bain est très-avantageuse, car dans la saison convenable le bain froid enlève à la peau le calorique en excès qui l'accable, donne du ton à toutes les fonctions, restaure les forces musculaires et agit aussi comme moyen de propreté. Cependant la peau n'est pas aussi exactement nettoyée que par le bain chaud, et si le bain de rivière n'est pas fréquemment renouvelé, il est indispensable de frictionner la peau avec du savon ou toute autre substance susceptible de la débarrasser de ses souillures.

Ainsi que le bain chaud, le bain froid réclame certaines précautions; ici ce ne sont plus les pieds qui doivent être immergés les premiers, mais la partie supérieure du corps, lorsque l'on est habile nageur et que l'on peut s'élancer sans crainte la tête la première. Si l'on n'a pas l'habitude de la natation, il faut au moins commencer par mouiller la tête avec soin, soit en y appliquant un linge imprégné d'eau, soit à l'aide de la main.

L'exercice de la natation est aussi très-avantageux pour la santé, et il permet au baigneur de séjourner plus longtemps dans l'eau. Il est toutefois difficile de préciser la durée que doit avoir le bain froid, car tel individu peut y rester un temps considérable, tandis que tel autre y grelotte au bout de dix ou quinze minutes. On peut cependant poser en principe que le bain doit être abandonné aussitôt qu'il détermine la moindre souffrance.

En sortant du bain froid, il faut essuyer la peau vigoureusement, la sécher exactement, puis se livrer à une marche modérée qui appellera le sang dans les membres et facilitera une réaction salutaire.

C'est le matin ou le soir qu'il est plus avantageux de prendre le bain froid ; on ne doit le prendre dans le milieu de la journée que si on a la possibilité de se baigner à l'ombre. Quel que soit le moment que l'on choisisse, il faut toujours éviter que la peau soit en transpiration, c'est une précaution vulgaire que l'on peut souvent braver impunément, mais qu'il est toujours sage d'observer. Il en est de même de celle qui consiste à attendre que la digestion soit accomplie avant d'entrer dans l'eau froide, il n'est pas d'année qui ne compte quelques victimes de l'inobservance de cette règle.

Il est peu de personnes qui ne retirent un véritable avantage du bain froid, cependant les très-jeunes enfants et les vieillards en sont souvent incommodés, et il faut pour eux en être très-sobre. Les convalescents et les individus d'une constitution très-faible ne sauraient s'y livrer sans imprudence, car chez eux la réaction est lente et difficile, et le bain tiède leur est plus favorable.

Il ne faut pas abuser des bains froids ; lorsqu'ils sont trop multipliés, ils produisent de la courbature, des douleurs des membres et des articulations, de l'insomnie, des éruptions, et quelquefois de véritables maladies. Il est cependant beaucoup de personnes qui peuvent impunément user du bain froid tous les jours pendant la belle saison. Règle générale, si leur usage détermine quelque malaise, il doit être suspendu, car au lieu d'y trouver un secours hygiénique, on ne tarderait pas à y acquérir la perturbation de la santé.

Le bain trop froid est toujours dangereux, et lorsque le baigneur éprouve un tremblement convulsif, que ses membres s'engourdissent, que les traits de son visage sont altérés, que ses dents font entendre un claquement, il doit quitter immédiatement le bain, n'y fût-il resté qu'une minute, car il court alors des dangers qui ne cessent pas même après sa sortie du bain.

Telles sont les règles les plus générales qui doivent présider à l'emploi des bains, et qui sont d'autant plus importantes à connaître que le bain est indispensable à la conservation de la santé.

VINGT-DEUXIÈME LEÇON.

De la propreté de la tête. — Le chapelet des petits enfants ; croyances erronées et conseils. — Des gourmes ; les dangers auxquels elles exposent. — Les poux ; préjugés à leur égard ; comment on les détruit. — Soins indispensables chez les adultes. — Nécessité aussi grande pour les vieillards. — De la propreté du visage et de celle des oreilles. — Soins que réclament les oreilles ; il faut éviter leur exagération.— Où conduit le défaut de propreté ; anecdote curieuse. — De la propreté des mains ; dangers à éviter ; le lavage doit être fréquent. — Avantages de la propreté des pieds. — De la transpiration des pieds. — Comment on doit couper les ongles des orteils.

Les soins de propreté que l'on doit donner à la tête et aux cheveux qui la recouvrent occupent un rang important dans les règles de l'hygiène ; non-seulement la peau de la tête participe à toutes les fonctions de l'enveloppe cutanée, dont elle est une partie, mais ses fonctions sont très-actives, et elle est, en quelque sorte, le terrain dans lequel pousse la chevelure. Les soins qui regardent cette partie du corps doivent commencer dès les premiers jours de la naissance et ne s'arrêter qu'avec la vie.

Chez les jeunes enfants, la tête est souvent recouverte d'une crasse naturelle à laquelle on donne vulgairement le nom de chapelet ; la plupart de ceux qui élèvent les enfants craindraient de faire disparaître cette crasse et pensent qu'elle est une sorte d'enveloppe protectrice pour le cuir chevelu si délicat dans le jeune âge. Une réflexion bien simple pourrait cependant faire réfléchir les parents qui pensent ainsi : tous les petits enfants ne sont pas pourvus du chapelet, et cependant ceux chez lesquels il manque s'élèvent aussi bien que les autres. C'est qu'en effet, la nature n'a pas voulu nous astreindre dès le commencement de notre existence à porter une malpropreté aussi apparente. On se trouve donc toujours bien de détruire le chapelet des enfants à l'aide d'une brosse en chiendent avec laquelle on frotte leur petite tête plusieurs fois par jour. Si le brossage est insuffisant, on a recours aux onctions avec l'huile d'amandes douces qui ne tardent pas à nettoyer la tête.

Lorsqu'on laisse le chapelet s'accumuler, il arrive souvent que la peau rougit et s'enflamme, et que des éruptions connues sous le nom de gourmes ne tardent pas à survenir. Ces gourmes s'étendent parfois sur le visage, font gonfler les glandes du cou et causent aux enfants beaucoup de démangeaisons et de souffrances. Elles sont aussi l'objet d'un autre préjugé de la part des parents qui prétendent qu'elles sont nécessaires à la santé future de leurs enfants, et quand le médecin conseille de s'occuper de leur guérison, il ne manque pas de trouver une vive opposition de la part d'une foule d'ignorants. Si on l'écoute, et que quelque maladie grave vienne frapper l'enfant, fût-ce une année ou deux après, on ne manque pas de l'accuser. Cependant l'incurie des parents les conduit souvent à de bien tristes résultats. Nous avons vu un jeune enfant, dont toute la face était cachée sous une seule croûte, rester plusieurs mois dans cet état, parce que ses parents prétendaient *que c'était sa santé*, et lorsque la guérison arriva, on s'aperçut que le pauvre petit être avait perdu un œil, et que l'autre était en très-mauvais état.

Les maladies du cuir chevelu, causées par le manque de soins, conduisent à un autre résultat : la production des poux. Aussitôt que quelques-uns de ces parasites sont logés sur la tête d'un enfant, ils y pullulent avec une effrayante rapidité, se cachent sous les croûtes ou gourmes où il est très-difficile de les poursuivre. Lorsque les poux sont très-nombreux, ils causent aux enfants une démangeaison insupportable, produisent l'insomnie et un agacement nerveux très-marqué.

Cependant le préjugé qui consiste à croire que l'on ne doit pas détruire les poux est encore très-répandu, et on voit des mères ne peigner qu'avec crainte la tête de leur enfant couverte de ces parasites, parce qu'elles s'imaginent que leur présence est utile, qu'ils *tirent l'humeur*, comme elles disent. Les poux ne sont jamais utiles, ils sont le résultat de la malpropreté et ils ne vivent que par la malpropreté. Ceux qui partagent les absurdes croyances que nous combattons doivent donc écouter les médecins plus expérimentés qu'eux, et ne pas faire endurer à leurs enfants un supplice inutile et quelquefois dangereux.

Les poux peuvent être détruits par des moyens bien

simples : on commence par diminuer la longueur des cheveux s'ils sont trop longs et couverts de lentes, on les peigne fréquemment au peigne fin, et on lave à plusieurs reprises le cuir chevelu avec une décoction de petite centaurée ou avec de l'huile de lavande. On emploie aussi avec succès pour cet usage la graine de persil pulvérisée ou la poudre de semences de staphysaigre; cette dernière substance fait mourir les poux assez rapidement ; il suffit, pour arriver à ce résultat, d'en saupoudrer les cheveux et la peau de la tête.

Chez l'adulte, la tête a besoin de soins quotidiens qui contribuent à la conservation de la chevelure. Il est vrai que l'habitude de porter les cheveux courts rend ces soins beaucoup plus faciles aux hommes, et qu'il est rare de rencontrer, même parmi les moins soigneux, des cheveux complétement négligés. Il n'en est pas de même chez certaines femmes, leurs cheveux incomplétement peignés chaque jour laissent accumuler sur la peau de la tête les pommades dont elles se servent et les poussières qui viennent s'y joindre, et lorsque le cuir chevelu est malade, les cheveux tombent et quelquefois ne repoussent jamais. Il est donc nécessaire que la tête soit peignée très-soigneusement au peigne fin, et il faut de temps à autre employer quelques substances qui enlèvent les matières grasses.

Les vieillards doivent apporter la plus grande exactitude aux soins de la tête, non-seulement parce que cette précaution fait partie de toutes celles qui contribuent à préserver leur existence, mais aussi afin de conserver les cheveux qui leur restent. L'emploi des toupets, perruques, chevelures artificielles de tout genre est sujet à beaucoup d'inconvénients; un léger bonnet de soie nous paraît préférable dans le cas où une sensibilité particulière exige que la tête soit garantie contre les variations de la température. Dans tous les cas, la propreté la plus minutieuse doit présider à tous ces soins, elle est le fard des vieillards.

Il est une partie du corps qui est généralement tenue assez proprement, c'est le visage. Bien peu de personnes manquent à pratiquer des ablutions sur le visage, au moins le matin ; celles chez lesquelles manquerait ce sentiment d'amour-propre qui fait que nous avons répugnance à porter sur le front les marques de notre négligence seraient incurables. Les ablutions sur le visage faites le matin, peu de temps après le réveil, produisent d'ailleurs une sensation de bien-être qui invite à les répéter. Certaines parties du visage sont cependant négligées quelquefois, et les oreilles, par exemple, ne sont pas nettoyées avec tout le soin qu'elles exigent. Ces organes présentant des plis nombreux au dehors et un conduit profond au dedans ont besoin d'une attention spéciale, le linge mouillé ou l'éponge doivent fouiller avec exactitude tous les sillons du pavillon de l'oreille, et le conduit auditif doit être dégagé chaque jour du cérumen qui tend à l'obstruer.

Toutefois, cette dernière opération demande une certaine adresse, car les personnes qui enfoncent trop profondément un corps étranger dans le conduit de l'oreille s'exposent à déterminer l'inflammation de la membrane qui le tapisse, et à produire des écoulements qui peuvent compromettre l'audition. Le cure-oreille porté trop profondément dans ce conduit a quelquefois occasionné des lésions qui ont donné lieu immédiatement à une surdité incurable. Il est donc bon de se prémunir contre un pareil excès de zèle afin d'en éviter les conséquences.

Le défaut de propreté du conduit des oreilles produit nécessairement l'accumulation de cette matière jaune que l'on appelle le cérumen, elle finit alors par durcir, et l'ouïe se trouve complétement abolie jusqu'à ce que ce conduit ait été dégagé. Cet accident, qui semble presque impossible aux personnes bien élevées des villes, est cependant très-commun dans les campagnes ou parmi les soldats qui passent leur vie dans les camps. L'anecdote suivante, racontée par le docteur Munaret, donnera une idée exacte de l'incurie de certains paysans :

« L'otite et la surdité du paysan sont dues, comme je vous l'ai déjà dit, à l'accumulation et la concrétion du cérumen dans les oreilles. Cette opinion n'est pas la sienne, car il attribue son *mal d'oreilles* à une *bête* (puce, moucheron ou autre) qui s'y est introduite et y caserne. Une semblable erreur naît des bourdonnements qui accompagnent l'obturation du conduit auditif externe, lesquels, en le fermant au bruit du dehors, rendent l'organe plus sensible aux mouvements nés de la vie.

« Un paysan vint un jour me consulter, et m'avoua qu'il était allé *voir* un autre médecin ; mais, ajouta-t-il, il n'a pas connu mon mal, car il m'a soutenu que ce n'était pas une *bête* que j'avais dans les oreilles, mais de la *cire !* Et la preuve, c'est qu'il a ôté cette cire, ce que je

pouvais faire aussi bien que lui, et que ma bête continue à bourdonner comme auparavant. Cette confidence
m'illumina, comme aurait dit Bossuet, et la visite de ses
oreilles m'ayant appris en effet que mon confrère s'était
contenté d'enlever la couche la plus superficielle du cérumen, et que ce qu'il en restait était presque rebelle
à l'instrument, je lui répondis que j'avais vu sa *bête*, et
que nous parviendrions à la détruire, moyennant sa patience, ce qui fut promis. Et je commençai par des injections d'eau tiède. -- Quelle est cette eau, me de-
manda-t-il. Si je lui avais avoué que c'était bonnement
de l'eau, le prestige s'envolait, et sa patience avec. —
C'est une eau bien *forte*, mon ami, car j'espère qu'elle
fera fondre et tomber en morceaux votre *bête*, sans faire
souffrir ni endommager vos oreilles... mais, je vous le
répète, il faut lui donner le temps d'agir, il faut de la
patience... et la tête appuyée sur une table, pour que
chaque oreille pût garder les injections jusqu'à l'entier
ramollissement du cérumen. J'annonçai que la bête était
morte, décomposée même, et je procédai au complet
curage de chaque conduit auditif externe. -- O puissance d'une foi vive! mon homme reconnut si distincte-
ment les pattes, les ailes et le tronc de l'insecte chimé-
rique, dans les fragments du cérumen, qu'il voulut les
conserver. — A présent, lui dis-je, vous êtes guéri;
mais rappelez-vous que cette espèce de *bête* aime la *cire*
et en vit; il faut donc vous nettoyer les oreilles de temps
en temps; voilà mon secret pour vous en préserver.

« Quelques mois après, je fis la rencontre de mon
opéré. —Je suis comme en paradis, monsieur le médecin;

12*

plus de bête, mais aussi j'ai suivi votre conseil ; je me cure les oreilles, et j'ai voulu même que tout mon monde en fît autant.

« J'ai guéri d'une manière aussi radicale nombre d'autres otites nées de la malpropreté. »

Recommander la propreté des mains semble une chose tout à fait banale, et cependant, dans certaines circonstances, l'oubli de cette propreté détermine de nombreuses maladies. Il n'est pas rare d'observer dans les hôpitaux des affections des yeux, du nez ou des oreilles, qui se sont produites parce que les doigts salis par un corps irritant ont été portés sur ces organes. Il est moins rare encore de voir des dartres très-rebelles siéger sur les mains, qui auraient été évitées, si ceux qui les portent avaient eu soin de ne pas laisser longtemps au contact de leur peau des matières âcres ou corrosives. Ceux qui exercent certaines professions sont malheureusement obligés de manier des substances irritantes, mais, avec beaucoup de soins, ils peuvent éviter le danger. Mais quelles que soient les occupations de chaque jour, il est indispensable d'opérer le lavage des mains le matin en se levant, le soir avant le coucher, avant et après chaque repas ; cette règle hygiénique est plus importante qu'elle ne le paraît.

La propreté des pieds a besoin d'être vivement recommandée dans une certaine classe d'individus qui la négligent soit par indifférence, soit parce que leur négligence échappe à tous les yeux. Qu'ils sachent bien que les cors, durillons, œils de perdrix, etc., reconnaissent très-souvent pour origine le manque des soins qui sont nécessaires pour les pieds, et que pour quelques minutes bien employées chaque jour ils peuvent souvent s'épargner des années de souffrance. Les pieds se salissent d'ailleurs très-facilement par la marche, des poussières pénètrent constamment au travers des tissus qui les recouvrent, et ils sont comme le reste du corps sujets à une transpiration qui est augmentée par l'exercice. Les personnes chez lesquelles l'excès de cette transpiration constitue une sorte d'infirmité, doivent redoubler de soins de propreté, changer très-souvent de chaussettes et porter des chaussures légères; dans le cas contraire, elles sont un objet de dégoût pour ceux qui les entourent. Ces soins sont d'autant plus nécessaires que cette infirmité ne demande pas à être combattue et que l'habitude de la supporter depuis de longues années fait souvent oublier à ceux qui en sont atteints qu'ils sont très-incommodes pour les autres.

Couper les ongles des pieds semble une chose toute naturelle et qui ne doit jamais être négligée; cependant une foule de gens, et cela paraît incroyable, n'ont jamais coupé les ongles de leurs pieds. Ils s'usent, se cassent, poussent d'une manière vicieuse, peu leur importe; il en résulte les difformités les plus extraordinaires qui rendent la marche excessivement pénible.

Nous pourrions raconter à ce sujet un fait des plus curieux que nous avons observé à l'hôpital de la Pitié, et qui ferait bien le pendant de l'histoire du docteur Munaret, mais cela nous entraînerait trop loin.

Non-seulement les ongles des pieds doivent être fréquemment coupés, mais ils doivent l'être d'une certaine façon, car ils jouent un rôle important dans la marche. On ne doit pas les tailler trop court ; l'extrémité de chaque ongle atteignant presque celle de l'orteil, celui-ci y trouve un point d'appui très-utile. Il faut aussi que l'ongle soit coupé carrément, que ses angles ne soient que très-légèrement abattus, afin d'éviter cette douloureuse maladie que l'on appelle ongle incarné ou ongle rentré dans les chairs.

VINGT-TROISIÈME LEÇON.

Nécessité des soins à donner à la bouche. — Erreur populaire. — Importance de la conservation des dents. — Ce
qu'il faut faire pour conserver les dents. — Soins habituels. — Les passions sont de grandes causes de maladie.
— Orgueil, vanité, ambition. — Influence de l'orgueil sur
la santé. — La vanité n'est que ridicule. — Comment la
haine agit sur l'organisation de l'homme. — Conseils pour
la maladie appelée la haine. — Effets produits par la jalousie. — La colère. — Des maladies graves et même la
mort peuvent en être le résultat. — Moyens préservatifs
contre la colère.

Les soins hygiéniques que l'on donne à la bouche peuvent éviter plusieurs maladies douloureuses et rentrent
d'ailleurs presque complétement dans les règles les plus
simples de la propreté. Les personnes dont la bouche est
bien soignée ont un aspect agréable et n'inspirent aucun
dégoût quel que soit leur âge ou le petit nombre de
dents qu'elles possèdent ; celles au contraire qui négligent ces sortes de soins ont quelque chose de repoussant,
c'est avec peine qu'on leur voit ouvrir la bouche pour
parler ou pour manger, on détourne les yeux à leur approche et on se soustrait avec soin aux émanations que
produit leur haleine. Ce qu'il y a encore de plus pénible

pour ceux qui se trouvent en contact journalier avec les personnes qui oublient de s'occuper de leur bouche, c'est l'espèce d'indifférence dans laquelle vivent ces dernières ; habituées à voir graduellement se détériorer cet organe important, elles seules ignorent leur infirmité et la répulsion qu'elle inspire, de sorte qu'elles persistent à tout jamais dans cette situation dégoûtante. Une erreur très-répandue sur l'impureté de l'haleine est celle qui consiste à la considérer comme le résultat d'un état maladif de l'estomac ; très-rarement elle a une autre cause que la négligence des soins de la bouche, et c'est à tort que l'on cherche ainsi ou une excuse ou une explication qui ne repose sur rien de certain ; que ceux qui ont l'haleine fétide commencent par pratiquer les soins dont nous parlons et ils verront presque constamment disparaître ce triste inconvénient.

Ce n'est pas tout, la négligence des soins de la bouche produit l'altération des dents et entraîne nécessairement leur perte, et les dents sont des organes tellement utiles que leur destruction fait le désespoir de ceux qui viennent à les perdre. En effet, les dents ne sont pas seulement un ornement pour le visage, elles servent encore à prononcer les mots avec netteté, et ont surtout pour mission importante, la trituration des aliments. Ainsi beauté et utilité tels sont les avantages de la conservation des dents. Cependant beaucoup de personnes ignorent quels sont les soins à donner à la bouche pour empêcher l'altération des dents, et presque toutes ne les connaissent qu'imparfaitement.

Pour conserver les dents il faut d'abord ne jamais

boire alternativement très-chaud et très-froid, à très-peu d'intervalle. Il faut éviter l'usage des acides, tels que ceux du vinaigre, du citron, etc. Ne jamais briser avec les dents, par une vanité ridicule, des corps durs tels que des pièces de monnaie ou des métaux quelconques. Enfin il est nécessaire de leur accorder certains soins dont nous parlerons plus loin. Si beaucoup de personnes encore jeunes sont privées de leurs dents, c'est généralement à cause de l'indifférence que l'on apporte aux soins à donner à la bouche, et on ne connaît habituellement le prix des dents que lorsqu'on en a perdu plusieurs.

Si l'on boit chaud et froid alternativement, les dents se fendillent ou deviennent malades. Si l'on abuse des acides, l'émail se ramollit et les dents ne tardent pas à s'altérer. Lorsque l'on fait avec les dents certains tours de force, elles s'ébranlent ou se brisent. Et lorsque, tout en évitant ces imprudences, on ne soigne pas sa bouche avec exactitude, il est rare que l'on conserve toutes ses dents.

Quels sont les soins habituels qu'il faut donner à la bouche?

Après chaque repas, il est important de se gargariser la bouche avec de l'eau, afin qu'il ne séjourne pas d'aliments dans les interstices des dents. Lorsque ces débris d'aliments restent logés très-longtemps entre les dents, pendant toute une nuit, par exemple, ils finissent par altérer la pureté de l'haleine et par leur contact prolongé attaquent l'émail de la dent.

En outre, les dents doivent être chaque matin brossées avec soin, soit avec une brosse imprégnée d'eau pure, soit mouillée d'un liquide favorable à la conservation des dents. La brosse ne doit être ni trop molle ni trop dure, afin que d'une part elle puisse enlever le corps limoneux qui couvre la dent au matin, et que de l'autre elle ne déchire pas les gencives. Les dents doivent être brossées, les supérieures de haut en bas et les inférieures de bas en haut, c'est le moyen de ne pas les déchausser de leurs gencives et de faire pénétrer la brosse jusque dans les intervalles qui les séparent. On peut cependant terminer cette opération en passant, à plusieurs reprises, la brosse en travers, à la manière vulgaire de la toilette des dents, mais il faut alors éviter avec soin de froisser les gencives. Ces dernières sont pour les dents des organes de protection, elles demandent aussi à être ménagées afin de conserver les dents qu'elles entourent.

Tels sont les soins à donner habituellement à la bouche, et au moyen desquels on arrivera nécessairement à éviter les principales causes de destruction des dents. Malheureusement ils sont souvent négligés par beaucoup de personnes, et il n'est pas rare de voir des gens âgés, surtout en dehors des grandes villes, qui n'ont jamais brossé leurs dents. C'est alors que ces organes s'encroûtent d'une matière dure et terreuse qui n'est autre chose que du tartre, laquelle se loge entre la gencive et la dent, et finit par chasser cette dernière de la cavité qui la contient.

Il est un autre ordre de causes des maladies qui a une influence considérable sur la santé et sur la durée de la

vie : cet ordre, qui n'appartient plus aux fonctions ma-
térielles, mais à la vie affective et intellectuelle, est tous
les jours mis en relief par les passions; aussi les médecins, constamment à même de voir les effets funestes du
moral sur le physique, sont-ils, naturellement, les plus
intelligents moralistes du monde. Non-seulement les
maisons d'aliénés sont pleines de malades que leurs passions ont conduits à un état d'incurabilité désespérante,
mais une foule de maladies que nous attribuons souvent
à d'autres causes sont dues à celles dont nous allons
parler.

Les deux modes d'existence affectif et intellectuel qui
mettent l'homme en rapport avec lui-même et avec ses
semblables et le placent au premier rang parmi les êtres
organisés, sont souvent l'origine de sa perte, ainsi que
nous allons le voir. Il nous serait difficile cependant de
passer en revue toutes les passions sans nous exposer à
des redites, c'est pourquoi nous n'examinerons que les
principales. En première ligne se présente l'*Orgueil* avec
ses deux variétés la *vanité* et l'*ambition*. Lorsque l'orgueil n'est que modérément développé, lorsqu'il n'est
que la manifestation de notre valeur, il traduit le sentiment d'une âme noble qui désire que l'estime des autres
soit égale à celle dont elle se sent digne. Mais parfois la
limite est facilement dépassée et l'orgueil prend alors le
caractère d'une passion; c'est dans ce cas que l'orgueil
devient une cause réelle de la perte de la santé, car
s'emparant avec force de l'esprit, il subjugue la volonté
de celui qu'il domine, influe sur toutes ses déterminations, le porte aux actions les plus blâmables, et le mal-

heureux, dévoré par sa passion, voit les fonctions de la vie organique s'allanguir et se troubler. La santé est d'autant plus difficile à recouvrer qu'il n'y a plus ni repos, ni trève, pour celui dont l'orgueil s'est emparé, la nuit même son sommeil est loin d'être réparateur, et il n'existe aucun médicament, aucune drogue qui puisse rétablir l'harmonie des fonctions.

Lorsque l'orgueil est associé à un caractère faible, à des moyens nuls, il devient de la *vanité*, de la *fatuité*, de la *suffisance*, et celui qui est affligé de ce travers est tout simplement ridicule. Souvent il reconnaît intérieurement sa nullité, il fait des efforts inouïs pour la dissimuler aux autres, mais le travail auquel il se livre pour faire briller sa valeur d'emprunt n'est guère nuisible à sa santé. Cette variété sort donc du domaine de l'hygiéniste.

Lorsque l'ambition est portée à un haut degré d'exaltation, elle produit les mêmes désordres que l'orgueil, dont elle dérive, et nous avons déjà expliqué quels peuvent en être les résultats.

L'une des passions qui agissent le plus énergiquement sur l'organisation est la *Haine*. L'homme qui hait fortement est à la fois à plaindre et à blâmer : à plaindre, parce qu'il est atteint d'une maladie morale qui doit ruiner ses forces physiques et peut-être le perdre; à blâmer, parce qu'il n'a pas su combattre cette fatale passion qui peut en faire un être dangereux. Dominé par le désir de la vengeance, par le besoin de faire du mal à son ennemi, il peut devenir criminel et se trouver tout à coup justiciable de la société. La civilisation, l'éducation, les préceptes religieux et moraux font souvent abandonner à l'homme civilisé l'exécution de la vengeance; le sauvage seul poursuit son but, mais la haine n'en ronge pas moins celui dont elle a pris possession. C'est dans ce cas que l'on voit des hommes à constitution sèche, bilieuse, irritable, acquérir des maladies très-graves du système nerveux; leurs digestions sont troublées, leur sommeil agité, diverses sécrétions sont altérées et bientôt tout à fait viciées.

Quel remède peut-on apporter à cette maladie physique et morale que l'on nomme la haine? On a conseillé le régime végétal, les bains tièdes, les distractions, les voyages; on a employé l'intervention de la religion, l'influence des conseils, on a même rangé la saignée au nombre des moyens à opposer à la violence du mal. L'homme haineux doit s'attacher de bonne heure à combattre sa passion, car s'il diffère, il pourra bien arriver trop tard, c'est-à-dire lorsqu'il aura compromis sa propre existence. Dans les premiers temps, c'est surtout les secours moraux qu'il doit invoquer, faisant la confidence de sa passion à des hommes sages, calmes et de bon conseil, ne lisant jamais ces poëtes exaltés qui ont eu la malheureuse idée de chanter les jouissances de la haine et de la vengeance, mais méditant plutôt ces paroles aussi simples que touchantes d'un grand écrivain :

« Vous n'avez qu'un jour à passer sur la terre, faites en sorte de le passer en paix. »

La *Jalousie* produit des effets à peu près semblables à ceux de la haine. Nous ne parlons pas de ce sentiment ombrageux qui se produit à l'occasion de l'amitié ou de l'amour, mais de cette jalousie qui nous porte à envier le bonheur d'autrui, nous fait convoiter les avantages dont il jouit. Cette variété de jalousie pourrait être désignée par le nom d'envie, car elle en a le caractère, et elle est quelquefois poussée à un tel point qu'elle produit les plus grands désordres sur la santé. Tout en procédant plus lentement que la haine, la jalousie n'en a pas moins une action puissante sur l'organisation.

La *Colère* n'a pas besoin d'être définie, tout le monde a au moins vu cet accès de délire pendant lequel celui qui l'éprouve peut se livrer aux plus grands excès. Cette passion brutale se produit par accès, et l'on conçoit qu'il serait difficile qu'il en fût autrement, car une colère longtemps prolongée tuerait nécessairement celui chez lequel elle se manifeste. Quoique passagère, la colère produit des phénomènes physiques très-importants : le sang se porte à la tête et s'accumule vers les organes intérieurs, les yeux sont brillants, rouges, le visage est très-pâle, quelquefois violet, les lèvres sont tremblantes et décolorées, les muscles de la face sont dans un état convulsif; parfois il se produit en même temps et même après, des vertiges, des palpitations, des spasmes au creux de l'estomac, des douleurs de reins.

Au moment de la fureur, les accidents les plus graves peuvent survenir, et on a vu plus d'une fois la mort en être le résultat immédiat; mais lorsque l'accès est terminé, celui qui l'a éprouvé n'est pas à l'abri d'une maladie sérieuse, et les colères répétées manquent rarement de porter une atteinte sérieuse à la santé. Rien de plus fréquent que de voir un seul accès de colère produire l'apoplexie, une maladie du cœur, des crachements de sang, la jaunisse, etc. ; pendant les jours qui suivent l'accouchement, une colère, même modérée, peut faire mourir la femme la plus forte.

Des moyens préservatifs peuvent être employés contre cette dangereuse passion qui, en outre des effets que nous avons signalés, peut conduire celui qui s'y livre au meurtre ou à quelque autre crime. Les individus doués d'une constitution physique qui les porte à la colère, doivent suivre un régime doux, faire usage d'aliments féculents, gélatineux, de boissons acidulées, boire peu de vin, ne prendre ni café ni liqueurs. En outre, on peut à l'aide d'une ferme volonté vaincre la tendance à la colère ; lorsque l'on sent l'accès qui s'approche il faut résister avec énergie, et on aura la gloire de triompher, c'est-à-dire de rester homme et de ne pas descendre au niveau de la brute. Il y a d'autant plus d'importance à combattre la colère que cette maladie, comme toutes celles qui sont intermittentes, tend à se reproduire en proportion du rapprochement des accès. Au contraire, si on parvient à mettre beaucoup d'intervalle entre les paroxismes, on diminue la disposition à leur retour.

Tels sont les moyens que l'hygiène nous enseigne pour combattre des passions qui sont au nombre des plus grands fléaux de l'humanité et qui peuvent produire les maladies les plus graves.

VINGT-QUATRIÈME LEÇON.

Influence des professions sur les causes des maladies. — Du travail des enfants : citation éloquente. — Prescriptions de la loi. — Motifs qui influent quelquefois sur la détermination du père. — Ce qu'il doit faire en présence de la faculté que lui laisse la loi. — Professions sédentaires. — Ouvriers des manufactures. — Professions qui exposent à l'action des poussières minérales. — Professions qui exposent à l'action des poussières végétales ou animales. — Professions qui exposent à l'empoisonnement par les métaux. — Professions qui exposent aux émanations des matières animales en putréfaction. — Professions qui exigent l'emploi de beaucoup de force. — Professions à température élevée. — Professions qui exposent à l'humidité. — Professions qui fatiguent la vue. — Des industries diverses et des ressources de l'hygiène.

Au nombre des causes des maladies, nous ne pouvons pas oublier l'influence des diverses professions et celle qu'elles exercent sur la durée de la vie. Déjà, en traitant de l'exercice et du travail, nous avons fait voir les avantages des professions navale et agricole pour l'entretien de la santé, nous nous proposons de démontrer qu'avec les secours de l'hygiène il ne serait presque pas de professions insalubres, ce qui diminuerait considérablement la maladie et la mortalité chez les ouvriers.

La nécessité du salaire oblige les ouvriers à choisir de bonne heure une profession à leurs enfants, il en résulte quelquefois de graves abus. Aussi, avant la promulgation de la loi sur le travail des enfants, M. Michel Lévy écrivait-il dans la *Gazette médicale* : « Il est une catégorie de petits êtres que la misère des parents livre à l'exploitation des besoins industriels ; les manufactures, les usines, les ateliers sont remplis de ces ouvriers improvisés presque au sortir du berceau, dont les petits membres complètent, par une activité forcée, le système des machines. Ces pauvres corps, à peine ébauchés dans leurs formes, à peine animés d'une force naissante, sont autant de ressorts ajoutés aux appareils qui fonctionnent dans les vastes laboratoires de l'industrie. L'enfant qui vient de naître et qu'une marâtre expose, meurt, ou recueilli à temps, réchauffé sur un sein d'adoption, il emprunte à la société la vie que lui devait sa mère ; mais l'enfant de l'ouvrier pauvre, jeté dans l'infime berceau où la misère le guide, ne grandira sous l'œil de la famille que pour désapprendre la famille dans la corruption de l'atelier ; il n'est protégé à sa naissance que pour être exploité avant le temps. »

Certes, celui qui écrivait ces lignes éloquentes faisait preuve d'un grand cœur, et montrait qu'il connaissait bien ce qui se passait alors dans les manufactures ; mais une loi est intervenue (loi du 22 mars 1841) qui fixe l'admission des enfants dans les fabriques à l'âge de huit ans, qui limite le travail effectif jusqu'à l'âge de douze ans à huit heures par jour, divisées par un repos, et qui interdit l'emploi des enfants avant l'âge de seize ans, pour cause de danger et d'insalubrité, dans certains établissements que le gouvernement déterminera. De plus, l'expérience a démontré que ce n'est pas toujours la nécessité d'ajouter à leur gain, qui oblige les ouvriers à pousser leurs enfants dans les fabriques; mais trop souvent, ainsi que l'a dit M. Villermé, dans les temps d'abondance, l'ouvrier refuse à sa famille le nécessaire pour aller dépenser tous ses gains au cabaret. A côté de cette triste habitude, on rencontre d'honorables exceptions, mais c'est malheureusement un fait assez général.

L'ouvrier, lorsqu'il est sur le point de livrer son jeune enfant au travail, doit donc auparavant faire un appel sérieux à sa conscience, et se demander si ce n'est point par sa faute que son gain ne suffit pas à sa famille. Dans le cas où sa conduite est ce qu'elle doit être, et lors même que l'aisance régnerait dans son intérieur, si l'enfant est vigoureux et bien constitué, il n'y a aucun inconvénient à l'habituer à un travail modéré; mais qu'il songe bien que si la loi a fixé à huit ans le minimum d'âge pour l'enfant, elle n'a pu prendre en considération le développement de la force physique, qui est loin d'être le même chez les enfants du même âge. A huit ans, il existe souvent chez l'enfant des causes de faiblesse, l'époque de la deuxième dentition est passée depuis peu de temps, les os sont quelquefois faibles et prêts à se courber sous une mauvaise influence, la croissance qui s'accélère demande des ménagements, et il peut être dangereux pour beaucoup d'enfants de rester dans l'immobilité auprès des machines, de garder des attitudes gênantes, ou de respirer un air rendu insalubre par l'agglomération des individus ou par le dégagement de certaines vapeurs. L'âge de huit ans est donc seulement une moyenne, une faculté laissée par la loi aux parents pour certains cas ; mais loin d'en abuser, ils doivent apporter la plus grande sévérité dans leur détermination, et, s'ils ont le moindre doute sur l'aptitude de leur enfant au travail, s'entourer de conseils éclairés, demander l'avis du médecin, afin de ne pas s'engager dans une fausse voie, dont ils auraient plus tard à se repentir.

Les diverses professions ont trouvé de puissants secours hygiéniques depuis quelques années dans les études des hommes spéciaux. Les législateurs, les administrations, les chefs d'usine ou d'atelier ont tiré grand parti de ces travaux pour améliorer le sort des ouvriers, mais il est une foule de précautions qui dépendent du travailleur lui-même, c'est seulement de ces dernières dont nous avons à nous occuper.

Les *professions sédentaires* réclament impérieusement un exercice quotidien qui fasse compensation, ainsi que nous l'avons dit à propos des travaux dans lesquels l'intelligence joue le principal rôle. Mais beaucoup d'ouvriers qui ont surtout un travail manuel à exercer, tels que les tailleurs, les cordonniers, les couturières, les brodeuses, les dentelières, etc., etc. sont également exposés aux inconvénients d'un repos trop prolongé, il leur suffit de leur indiquer la nécessité d'un exercice de chaque jour pour qu'ils aient recours à la marche ou à tout autre moyen salutaire.

Les *ouvriers des manufactures* ne sont pas, au moment

13*

du travail, dans d'aussi mauvaises conditions hygiéniques qu'on le croit généralement ; nous avons visité les principaux établissements de la Seine-Inférieure et de l'Alsace, nous avons parcouru ces belles fabriques d'impression d'indiennes, situées dans les vallées qui entourent la ville de Rouen, examiné dans tous ses détails la riche fabrique de Wesserling dans le Haut-Rhin, là où trois mille ouvriers sont constamment occupés, et d'où le coton entré brut et en balles, sort transformé en étoffes d'ameublement et en indiennes, après avoir subi les opérations du battage, du cardage, de la filature, du tissage, du blanchiment, de l'impression, etc., etc.; partout nous avons été frappé des excellentes conditions d'espace, d'aération et de lumière que l'on a su organiser dans ces magnifiques établissements. Si les ouvriers n'évitent pas les maladies, cela tient à ce qu'ils sont inhabiles à s'en préserver eux-mêmes : les uns, occupés à parer les chaînes pour le tissage mécanique et obligés de séjourner longtemps dans un air élevé à une température de trente à quarante degrés, ont rarement soin de se couvrir suffisamment lorsqu'ils doivent sortir de l'atelier ; les autres, employés au battage et au cardage négligent les moyens de ventilation qui sont à leur disposition pour éviter l'action des poussières sur les organes de la respiration et sur les yeux ; presque tous enfin en quittant le travail font usage, non-seulement d'eau-de-vie, mais s'alimentent avec de la charcuterie et de mauvais fruits que des marchands apportent à la porte des fabriques, ou qui se vendent dans les cabarets du voisinage. Il est mille fois préférable pour eux de faire usage d'une nourriture saine, préparée dans la famille, qu'ils emporteraient le matin ou qu'ils trouveraient moyen de se faire apporter.

Les *professions qui exposent à l'action des poussières minérales*, telles que celles des maçons, des tailleurs de pierre, des plâtriers, des caillouteurs, sont dangereuses pour les organes de la respiration. Cependant les ouvriers qui les exercent sont en partie soustraits à leurs inconvénients par l'action des courants d'air qui chassent ces poussières. D'un autre côté, si les individus qui embrassent ces professions toussent rarement et ont la poitrine parfaitement saine, s'ils ont soin de se couvrir convenablement pour éviter les refroidissements, de porter de larges chapeaux pour s'abriter de la pluie et du soleil, d'avoir les pieds bien chaussés et inaccessibles à l'humidité, il est rare qu'ils puissent devenir poitrinaires ou être atteints d'autres maladies occasionnées par leur profession.

Les *professions qui exposent à l'action des poussières végétales ou animales*, telles que celles des cardeurs, des matelassiers, des fourreurs, des brossiers, des couverturiers, des batteurs en grange, des bluteurs, des meuniers, des amidonniers, des charbonniers, etc., etc., ont moins d'inconvénients que les précédentes, à moins toutefois que ces poussières, comme celles que fabriquent et remuent les pileurs de drogues ne soient vénéneuses. Les hommes qui pilent des substances dangereuses, telles que l'aconit, la belladone, la jusquiame, les cantharides, ont l'habitude de couvrir le mortier d'un linge et même d'une pièce de cuir percée d'un trou pour laisser passer le pilon. Pourquoi ceux qui respirent des poussières qui ne sont malfaisantes que par leur action mécanique ne prendraient-ils pas aussi des précautions, telles que celles de travailler en plein air, quand cela est possible, ou d'établir des courants d'air dans les ateliers pour en chasser les poussières qui y voltigent? Dans tous les cas, ces ouvriers ne doivent jamais se recruter parmi ceux qui ont la poitrine délicate, qui sont sujets à s'enrhumer et qui se guérissent difficilement. Il est utile pour eux de respirer un air vif et pur dans les moments de la journée où leurs travaux sont interrompus.

Les *professions qui exposent à l'empoisonnement par les métaux* sont malheureusement assez nombreuses ; dans cette série sont les ouvriers cérusiers, ceux qui travaillent le minium, les broyeurs de couleurs, les peintres, les fabricants de cartes de visites et autres cartons dans lesquels il entre du plomb, les tourneurs, limeurs et fondeurs en cuivre, les chaudronniers, les étameurs de glaces, certaine classe de doreurs et une foule d'autres qu'il serait trop long d'énumérer. Ces différents métaux qui ne sont autre chose que le plomb, le cuivre et le mercure, ou leurs composés, agissent comme poison soit parce qu'ils se trouvent en contact direct avec la peau, soit parce que leurs vapeurs ou leurs poussières pénètrent dans l'organisme par le nez et par la bouche.

Le plomb est un poison très-actif, et il n'est presque personne qui ignore à quels dangers il expose; il peut en effet produire des coliques très-douloureuses, la paralysie et même la mort. Les poussières cuivreuses sont également très-dangereuses, parce que le cuivre, en s'unissant à d'autres corps et surtout aux acides, peut déterminer de violentes coliques et produire des maladies très-graves des organes de la digestion. Quant au mercure, il cause l'inflammation des gencives, le gonflement des glandes salivaires, la salivation, des ulcérations de la bouche, le tremblement mercuriel et autres accidents. Il est donc très-important de se prémunir contre l'action de ces divers poisons.

Les moyens préservatifs à employer contre les dangers que déterminent ces industries ont fait l'objet de nombreuses recherches, et on a perfectionné, surtout dans ces derniers temps, l'assainissement des ateliers; mais les ouvriers eux-mêmes apportent une très-grande négligence aux soins qui dépendent de leur volonté. Ainsi, pour ceux qui travaillent le plomb et qui ont en apparence la peau très-nette, on peut très-souvent constater, au moyen d'un bain sulfureux, qu'ils portent avec eux sur divers points de la surface cutanée, des portions assez notables de plomb; en effet, le plomb en se combinant avec le soufre forme un composé de couleur noire qui décèle la présence du plomb.

Pour échapper aux dangers de l'empoisonnement par le plomb les ouvriers doivent donc multiplier les soins de propreté, prendre souvent des bains, se laver les mains avec soin chaque fois qu'ils quittent le travail, brosser les dents régulièrement, prendre toujours les repas hors de l'atelier, changer souvent de linge, secouer et battre leurs vêtements très-fréquemment, enfin prendre quelquefois des bains sulfureux et enlever ensuite avec du savon le composé noir qui en résulte.

Les ouvriers qui emploient le cuivre et le mercure peuvent se garantir en partie de leurs effets au moyen d'appareils spéciaux qui ont été imaginés pour cet usage, et ils ajouteront à leur efficacité en interrompant souvent leur travail journalier pour faire des ablutions et respirer à l'air libre. Il est également nécessaire qu'ils pratiquent une propreté excessive, changent fréquemment de vêtements, multiplient l'usage des bains et prennent leurs repas dans un local bien aéré.

Les *professions qui exposent aux émanations des matières animales en putréfaction* sont celles des mégissiers, des tanneurs, des boyaudiers, des chamoiseurs, chandeliers, savonniers, fossoyeurs, vidangeurs, etc. Les individus qui les exercent ont besoin de prendre certaines précautions pour échapper à l'influence malfaisante de ces émanations ; ainsi, autant que possible, leurs travaux doivent s'exécuter en plein air, afin que les vapeurs malfaisantes qui se dégagent se trouvent dispersées. Leur nourriture doit être saine et riche en principes nutritifs, et ils ne doivent pas travailler à jeun. Les habits de travail doivent être chaque jour exposés à l'air, nettoyés fréquemment, et ne jamais être déposés dans la chambre à coucher pendant le sommeil.

Ceux qui se livrent à ce genre de travail doivent éviter, s'ils ont la moindre coupure ou excoriation, qu'elle se trouve en contact avec les matières putréfiées. S'ils se blessent en travaillant, il est important qu'ils lavent leur blessure à grande eau et même avec de l'eau légèrement chlorurée et qu'un pansement convenable soit fait.

Les *professions qui exigent l'emploi de beaucoup de force*, telles que celles des portefaix, des forts de la halle, des ouvriers des ports, des manœuvres, des frotteurs, etc., sont généralement favorables à l'entretien de la santé. L'inconvénient le plus fréquent auquel elles exposent sont les hernies qui peuvent cependant s'éviter, au moins en partie, en chargeant les fardeaux avec précaution, en ne prenant point d'attitudes vicieuses et en n'exécutant pas des travaux qui sont au-dessus des forces musculaires dont on est doué. Celui qui se trouve atteint d'une hernie doit s'empresser de se faire appliquer un bandage qui la maintienne et qui le mette à l'abri des accidents graves qu'elle peut occasionner.

Les *professions à température élevée* sont celles des forgerons, fondeurs, chauffeurs de machines, taillandiers, boulangers, émailleurs, cuisiniers, raffineurs de sucre, verriers et beaucoup d'autres. Ceux qui les exercent ont en général peu d'embonpoint, ont des sueurs abondantes pendant le travail et s'exposent volontiers au refroidissement en quittant le lieu du travail. L'espèce d'impunité dont ils jouissent en apparence leur fait souvent défaut et des fluxions de poitrine ou autres maladies graves sont souvent produites par le froid auquel ils s'exposent. Les boissons très-froides dont il font quelquefois usage et les liqueurs alcooliques dont ils abusent, sont pour eux la source d'affections très-sérieuses.

Les *professions qui exposent à l'humidité* telles que celles des blanchisseuses, débardeurs, lavandiers, teinturiers, égouttiers, pêcheurs, bateliers, laveurs de cendres, porteurs d'eau, ravageurs, etc., etc., réclament l'usage de vêtements en laine, en toile cirée, en caoutchouc et une nourriture fortifiante.

Les individus qui ont habituellement les jambes immergées dans l'eau froide, tels que les débardeurs, sont sujets à de profondes crevasses qui siégent surtout au talon et entre les orteils ; ils s'en préservent en employant des astringents, en saupoudrant l'intérieur de leurs chaussures avec du tan et en se lavant soir et matin avec du vinaigre ou une forte décoction d'hièble ; quelques-uns font application de corps gras ayant une certaine consistance, tels que le suif, et s'en trouvent très-bien.

Les *professions qui fatiguent la vue* comme celles des opticiens, bijoutiers, horlogers, graveurs, compositeurs d'imprimeries, etc., nécessitent certaines précautions : autant que possible les yeux doivent être éloignés des objets qu'ils fixent, car l'habitude de les rapprocher de ces objets ne tarde pas à produire la myopie. Lorsque cette infirmité survient, il ne faut faire usage de lunettes que le plus tard possible, conserver, si on le peut, le même numéro pendant longtemps et ne pas porter constamment les lunettes. Les presbytes, c'est-à-dire ceux qui ne peuvent distinguer les objets rapprochés, doivent suivre les mêmes préceptes.

Les conserves colorées en bleu ou en vert ne conviennent que pour les professions qui exposent à une lumière éclatante, dans le cas contraire elles fatiguent la vue.

Beaucoup d'autres industries présentent quelques dangers pour ceux qui les exercent, telles sont celles des

ouvriers qui fabriquent les allumettes chimiques, de
ceux qui sont employés dans les manufactures de tabac,
de ceux qui travaillent le quinquina, etc., etc. Il n'est
guère de professions qui ne soient l'objet de quelques inconvénients, et dernièrement on a été jusqu'à signaler
une maladie particulière chez les femmes qui sont employées à peler les oranges ; cependant on peut arriver à
cette conclusion consolante qu'il n'est pas de profession
absolument insalubre. L'expérience et les relevés statis-
tiques prouvent que les améliorations immenses qui ont
été introduites par l'hygiène dans l'industrie, ont considérablement assaini les ateliers et les manufactures ;
les travaux multipliés de M. Chevallier, l'illustre chi-
miste, ont beaucoup contribué à ce résultat ; c'est aux
ouvriers à faire le reste et à mettre en pratique les soins
hygiéniques qui leur sont indiqués de tous côtés, afin
d'éviter la maladie et de prolonger leur existence.

VINGT-CINQUIÈME LEÇON.

Des sociétés de tempérance. — But de ces sociétés et moyens qu'elles emploient. — Leur origine. — Ce qui arriva à Baltimore. — Les sociétés de tempérance en Ecosse; leur état actuel. — Introduction en Angleterre. — Histoire de la cause en Irlande. — Succès extraordinaires du père Mathieu. — La formule du serment. — Nombre considérable des adhérents.—Sociétés de Hollande, d'Allemagne, Suède Norwège, Canada, Jamaïque, etc., etc. — La tempérance inscrite dans les lois, et la vente des liquides alcooliques supprimée. — Résultats merveilleux obtenus en Amérique. — Diminution de la misère, des maladies et des crimes.— Résultats prouvés par des chiffres. — Evénements de Cambrai. — Maladies graves survenues par les alcooliques. — Conclusion.

Nous ne pouvons mieux terminer ce cours qu'en faisant connaître ces admirables institutions appelées Sociétés de tempérance, en proclamant les importants résultats qu'elles ont obtenus, le bien immense qu'elles ont fait et tout le mal qu'elles ont empêché. Les États-Unis et l'Angleterre éprouvent surtout le bienfait de ces associations, d'autres pays en ont déjà recueilli de grands avantages ; peut-être que le nôtre, où quelques essais timides ont déjà été tentés, ne tardera pas à entrer dans la même voie et que les sociétés de tempérance *acclimatées* en France y seront jugées autrement que par les *meetings* de nos voisins d'outre-mer, qui ont quelquefois défrayé la plume fatiguée de nos journalistes.

Les sociétés de tempérance ont pour but l'abstinence complète de toutes les liqueurs enivrantes, et leurs efforts tendent sans cesse à la généraliser ; de sorte qu'une foule de personnes des deux sexes se réunissent en association, consacrent une partie de leur temps, unissent leur intelligence et sacrifient une portion de leurs ressources pécuniaires pour atteindre ce noble but : éviter à leurs semblables tous les malheurs qui résultent de l'usage des liqueurs fortes.

Ce n'est pas tout, ces honorables associés ne se contentent pas d'encourager les autres, ils prêchent d'exemple, ils se soumettent à l'abstinence avec le plus grand rigorisme, et ils arrivent, à l'aide de leur ardente propagande, à diminuer considérablement le nombre des maladies, à rendre les crimes beaucoup plus rares, à combattre la démoralisation et la misère, car il est bien prouvé que l'usage des liquides alcooliques entre pour une large part dans la cause de tous ces maux qui affligent l'humanité.

C'est en Amérique que les premières sociétés de tempérance furent formées, et l'origine du mouvement qui y donna lieu remonte à l'année 1804. A cette époque, le docteur Rush publia un travail sur les effets des liqueurs spiritueuses sur le physique et le moral. L'année suivante, M. Ebenezer Porter fit sur le même sujet un sermon qui eut un retentissement considérable, et dès l'année 1803 une société s'organisait à New-York pour faire prévaloir les avantages de la tempérance. En 1813, la société des Massachusetts se forma à Boston dans le but de combattre l'intempérance, et enfin, en 1826, la société américaine fut créée et posa comme principe l'abstinence complète des liqueurs spiritueuses, à laquelle ses membres prenaient l'engagement de souscrire. A partir de ce moment, cette cause fit dans ce pays des progrès immenses, les associations se multiplièrent, des prédications eurent lieu de tous côtés, des sommes considérables furent réunies au moyen des cotisations et des dons qui arrivèrent de toutes parts ; le clergé donna l'exemple de l'abstinence la plus complète des liqueurs alcooliques, les congrégations l'imitèrent, ceux qui adhéraient aux sociétés de tempérance qui s'organisaient ne buvaient que de l'eau, et partout on s'affiliait à ces associations avec un véritable enthousiasme. C'est ainsi que se formèrent les sociétés de tempérance de New-York, de Philadelphie, de Boston, de Pittsbourg et de beaucoup d'autres villes de l'Amérique.

Souvent le plus simple événement suffit pour engendrer des sociétés qui devinrent très-puissantes, ce qui est arrivé à Baltimore en est la preuve : en avril 1840, quelques hommes se rencontrèrent dans un cabaret, et, tandis qu'ils buvaient, il arriva que l'un d'eux se trouva gravement malade et que les autres furent indisposés. Ces accidents ne purent être attribués qu'à la liqueur dont ils faisaient usage en ce moment, ce qu'ils comprirent facilement et les occupa beaucoup. Ils discutèrent sur ce sujet pendant plusieurs soirées, et enfin ils arrivèrent à prendre en commun la résolution de s'abstenir de prendre des liqueurs fortes. Ils commencèrent alors à prêcher la doctrine, et le mouvement, qui avait commencé dans un lieu suspect de Baltimore, devint en peu de temps si considérable que 150,000 personnes se mirent à l'usage de l'eau. Il arriva là ce qu'on voit souvent en pareil cas, c'est-à-dire les victimes d'un mauvais principe en devenir les ennemis les plus ardents.

Vers l'année 1828, John Dunlop, frappé des désordres que l'intempérance produisait en Ecosse, des nombreuses maladies, des morts violentes, des scènes brutales, de la ruine des familles et des accidents de toute nature qui étaient dus à cette cause, commença à attirer l'attention publique par des lectures et des publications sur ce sujet. Ses paroles furent d'abord l'objet de nombreuses railleries, car elles frondaient les usages du peuple écossais, parmi lequel on compte de bien nombreux buveurs ; cependant il fut encouragé par quelques personnes; il persévéra, et diverses sociétés furent formées. La première parmi celles de quelque importance fut fondée à Glasgow, le 12 novembre 1829 ; peu de temps après une autre était établie à Edimbourg, et le mouvement fut si rapide, qu'à la fin de la même année l'Ecosse comptait une centaine de sociétés.

Aujourd'hui l'Ecosse possède environ 250 sociétés comprenant plus de 100,000 membres. Beaucoup d'entre elles sont dans un état de prospérité remarquable ; leurs membres pratiquent l'abstinence des liqueurs enivrantes, et au moyen d'une cotisation annuelle emploient des avocats capables, publient des ouvrages et des revues périodiques qui contribuent à l'avancement de la cause. A Edimbourg et à Glasgow il existe un système d'organisation pour les jeunes gens qui ne peut produire que les plus heureux résultats.

L'introduction de la cause en Angleterre date de l'année 1830 ; le mouvement y fut importé d'Ecosse par Henry Forbes, négociant de Bradford, qui venait d'assister à un meeting public de l'association de Glasgow. Par son influence une société de tempérance fut formée à Bradford au printemps de 1830. Des associations semblables furent bientôt établies à Leeds et dans plusieurs autres grandes villes du nord de l'Angleterre. M. William Collins, de Glasgow, étant à Londres à cette époque, fit des efforts très-grands et très-multipliés pour arriver à la formation d'une société dans la métropole, et le premier meeting public organisé à Londres à ce sujet, eut lieu le 29 juin 1830 ; bientôt des sociétés nombreuses ayant chacune beaucoup d'adhérents, furent fondées dans toutes les parties de l'Angleterre.

Nous ne pouvons donner le nombre exact des sociétés de tempérance qui existent maintenant en Angleterre ; mais il est prouvé que le plus grand nombre d'entre elles se trouve dans des conditions florissantes, telles sont : *the British Association, the National Society, the Central Association*, etc., etc. Elles emploient des missionnaires et des agents pour travailler à la propagation de leurs doctrines, organisent des réunions, font des lectures et des publications qui contribuent puissamment à atteindre le but.

L'introduction des sociétés de tempérance en Irlande mérite d'être racontée, car elle a été l'occasion de faits excessivement intéressants : dans l'été de 1829, le docteur Edgar de Belfast, sans avoir connaissance de ce que M. Dunlop faisait pour l'Ecosse, organisa le mouvement en Irlande avec l'aide de M. George Carr ; il est même probable que la première société de tempérance établie en Europe, le fut par M. Carr en juin ou juillet 1829, les premières sociétés fondées par M. Dunlop n'ayant pas été organisées avant le mois d'octobre de la même année.

Aucun enthousiasme populaire ne se manifesta en Irlande pour la cause de la tempérance jusqu'à ce que l'abbé Théobald Mathieu, prêtre catholique et membre d'une communauté religieuse, se soit emparé du mouvement avec une vigueur vraiment extraordinaire. Il fut d'abord initié lui-même à la société de tempérance, en devint ensuite l'apôtre le plus ardent, et se mit à la tête de l'association, le 10 avril 1838. Pendant une année et demie le révérend père Mathieu présida des meetings publics dans le même local, deux fois par semaine ; en peu de temps le nombre des adhérents fut considérable, le mouvement gagna la banlieue et les campagnes voisines, et dans tout le pays d'alentour on arrivait par centaines et par mille pour s'enrôler sous la bannière du père Mathieu, ainsi qu'on l'appelait.

Le peuple irlandais a le sang bouillant et l'imagination ardente comme nos méridionaux ; de plus, il est enclin aux idées superstitieuses, de sorte qu'il est évident qu'un très-grand nombre d'individus attribuaient des vertus miraculeuses à la médaille qu'ils recevaient, comme un gage de leur fidélité à la tempérance, des mains du vénérable prêtre. Il arriva une chose aux disciples du père Mathieu, c'est qu'après quelque mois de persévérance ils parurent plus gais et plus heureux qu'ils ne l'avaient jamais été pendant les années précédentes. Plusieurs furent soulagés et guéris de douleurs de tête et d'estomac, d'affections d'entrailles, de maladies nerveuses, on ajoute même de paralysies, et ces guérisons avaient l'apparence de véritables miracles. Le père Mathieu se défendait de toutes ses forces de posséder le pouvoir de faire des miracles, mais la foi populaire dont il était l'objet, prouve au moins qu'il exerçait une immense influence sur la multitude ; il n'est pas douteux que ses vertus et son admirable caractère lui donnaient un tel empire, que le plus grand nombre voyait en lui un être privilégié, choisi par la Providence pour la régénération physique et morale de l'espèce humaine.

A plusieurs lieues à la ronde, des chemins qui conduisaient à la ville de Cork étaient couverts d'individus qui venaient déclarer qu'ils abandonnaient pour toujours l'usage de l'eau-de-vie ; enfin, l'affluence fut si considérable, qu'à la fin de l'année 1838 les noms enregistrés sur les livres de la société s'élevaient à un total de plus de 150,000.

L'année suivante, le père Mathieu commença à parcourir le pays, et au bout de cinq ans il avait visité toute l'Irlande, et avait associé à sa magnifique mission la plus grande partie de sa population. L'histoire de cette espèce de pèlerinage serait trop longue à raconter, car il donna lieu aux choses les plus extraordinaires. A Limerick, par exemple, où le père Mathieu arriva le 2 décembre 1839, la foule qui encombrait les rues était tellement compacte qu'il était impossible de circuler, chaque maison, chaque chambre, chaque cave même était si bien remplie, que plus de 5,000 personnes ne purent se procurer un lit pendant cette horrible nuit de décembre, et cependant l'hospitalité la plus cordiale était exercée par les familles riches.

La formule du serment qui était exigé pour faire partie de cette société de tempérance est curieuse à connaître; celui qui prêtait serment disait : « Je m'engage, aussi longtemps que je ferai partie de la Société de tempérance, à m'abstenir de l'usage de toutes les liqueurs spiritueuses, à moins qu'elles ne me soient conseillées dans un but médical, et à propager par tous les moyens en mon pouvoir les mêmes principes chez les autres. » A quoi le père Mathieu répondait : « Dieu vous garde et vous donne l'énergie de tenir votre promesse! » Généralement ce serment était tenu très-fidèlement, et ceux qui le prononçaient étaient nombreux, car en novembre 1844, l'Irlande comptait 5,640,000 adhérents aux règlements dictés par la société.

Mais ce n'est pas seulement aux États-Unis et dans la Grande-Bretagne que cette œuvre importante s'est implantée, elle embrasse maintenant une très-grande partie de la terre. En Hollande, le nombre de ceux qui font partie de la ligue de la tempérance est maintenant de 7,000. En Prusse, on compte 699 associations et 753,713 membres. En Autriche, il y a plus de 60 sociétés et 150,000 membres; dans le royaume de Hanôvre, 456 sociétés et 69,116 membres; dans le duché d'Oldembourg, 75 sociétés et 28,108 membres; dans le reste de l'Allemagne, 126 sociétés et 25,824 membres ; de sorte que toute l'Allemagne, y compris l'Autriche, contient 1,416 sociétés de tempérance qui n'ont pas moins de 1,026,761 membres.

En Suède, on compte 332 sociétés et 90,000 membres ; en Norwège, 128 sociétés et 14,812 membres. En Danemarck , les sociétés sont également très-nombreuses ; il en est de même au Canada, à la Nouvelle-Écosse, à la Jamaïque, aux Barbades, à Bombay, à Madras. Enfin, la Russie, une portion de l'Afrique, l'Australie et plusieurs autres pays commencent à entrer dans la même voie.

La narration que nous venons de faire , quoique très-longue, ne contient cependant que l'histoire très-abrégée des sociétés de tempérance, et le résumé de leur situation présente. Il nous resterait à faire connaître beaucoup d'autres chiffres qui ne sont pas moins intéressants, et l'influence qui en est résultée sur le commerce des liqueurs fortes est également très-curieuse ; mais ce qui nous importe le plus ici, c'est d'indiquer les grands résultats que l'hygiène publique et privée ont obtenus de ces admirables institutions, et le bien qui en est résulté pour l'humanité.

C'est surtout dans plusieurs parties des Etats-Unis que l'on a pu apprécier d'une manière complète les bienfaits des sociétés de tempérance, parce que dans ces localités une loi est venue protéger ces institutions, et que la fabrication, la vente et l'usage des liqueurs fortes ont été prohibés. Les établissements où se débitait l'eau-de-vie ont été fermés, et on n'a plus permis d'employer l'alcool que dans les cas où il est indispensable pour les usages de la médecine, des arts ou de l'industrie. Ces lois ont été adoptées avec enthousiasme dans le pays de Maine, dans le Nouveau-Brunswick, dans les Etats de Vermont, de Minnesota, de Rhode-Island et des Massachusets. A ceux qui faisaient quelques objections à la promotion de ces lois et qui prétendaient qu'on allait trop loin, que le temps d'une prohibition complète des liqueurs alcooliques n'était pas encore venu, il a été répondu par cet argument sans réplique : « Qu'aucune réforme ne pouvait jamais commencer trop tôt et finir trop tard, lorsqu'elle avait pour objet et pour but final l'amélioration des hommes, l'ennoblissement de leurs facultés et la suppression du vice. »

Depuis que l'alcool a été supprimé dans les pays que nous venons de citer, les habitants ont constaté l'atténuation de toutes les misères qui affligent l'espèce humaine et la suppression de beaucoup d'entre elles. On voyait auparavant les liquides alcooliques nuire à l'accroissement des jeunes gens, détruire la force des hommes virils, contribuer à l'affaiblissement des vieillards, altérer les sentiments du père, dépouiller la mère de sa dot, éteindre l'affection de la famille et apporter le deuil et le chagrin au foyer domestique. Ils faisaient des veuves, des veufs et des orphelins, ils rendaient des hommes furieux et créaient la misère et la mendicité. Enfin, ils occasionnaient le mépris des lois, le tapage nocturne, les querelles et les rixes sanglantes, les crimes de toute nature. Souvent ils rendirent le père assassin de ses propres enfants ou de sa femme, ils firent des parricides, des incendiaires, etc., et si l'on ajoute à toutes ces calamités les nombreuses maladies, le dégoût de la vie et la mort prématurée qui en furent si souvent la conséquence, on ne peut que rendre hommage aux hommes sages et bienfaisants qui ont institué ces lois.

Dans les pays que nous avons cités il est très-rare maintenant de voir un homme en état d'ivresse ; les rues sont débarrassées du spectacle dégoûtant des ivrognes, partout le calme et la tranquillité ont remplacé ces scènes de nuit qui étaient si fréquentes ; un nombre considérable de familles qui vivaient dans le dénuement le plus affligeant, ont retrouvé l'aisance et le comfortable, parce que leurs chefs sont devenus sobres et industrieux. La statistique a prouvé que les crimes et le paupérisme ont diminué dans la proportion de 50, et plus tard, de 75 pour cent.

A Lowell, dans les Massachusetts, chaque cas d'ivresse observé par un homme de garde ou un policeman, est noté et déclaré à la police, qu'il y ait lieu ou non à des poursuites. En deux mois, à partir du 22 septembre 1851, on avait arrêté 110 individus en état d'ivresse, et on en avait noté 255 autres qui n'avaient pas été arrêtés, en tout 365. Pendant les deux mois correspondants de l'année suivante, après que la loi eut été promulguée, on n'arrêta que 41 individus dans le même cas et on en nota 66, en tout 107.

A Portland, dans le pays de Maine, pendant les six derniers mois de l'année 1850, on avait arrêté sur la voie publique 332 personnes ; en 1851, pendant le même laps de temps, 151 seulement avaient été mises en état d'arrestation, ce qui fait une différence de 183. En octobre 1851, on en arrêta 43 ; en octobre 1852 ce chiffre tomba à 21 ; en novembre 1851 il était de 44, en novembre 1852 il n'était plus que de 23 ; enfin en décembre 1851 il s'éleva à 48, et dans le mois correspondant de 1852 il fut réduit à 11 seulement.

En présence de pareils résultats, ne doit-on pas encourager la formation des sociétés de tempérance, et ce qui s'est passé tout récemment à Cambrai n'est-il pas la preuve la plus évidente que dans notre pays même nous ne devons pas rester en arrière de ce grand mouvement qui intéresse si directement l'hygiène et le bonheur des populations ?

Dans la nuit du 18 au 19 octobre, les militaires qui formaient le poste de la porte de Paris, à Cambrai (cinq hommes et un caporal du 38e de ligne), s'étaient rencontrés avec des conscrits qui leur avaient payé à boire. A la suite de ces libations, plusieurs hommes de garde devinrent *ivres-furieux*.

A l'ouverture des postes, le factionnaire Micheli, Corse de naissance, commettait déjà de coupables extravagances ; il arrêtait les voitures sans motif et il insultait les passants. Le portier-consigne, indigné de cette conduite, voulut aller faire des remontrances au chef de poste, mais il fut très-mal accueilli. Au même instant Micheli accourait et donnait au portier un coup de baïonnette que celui-ci a évité ; mais un coup de crosse venant d'un autre côté l'atteignit à la tête et le terrassa.

Des bourgeois, témoins de cette scène, pénétrèrent dans le poste et tâchèrent d'arracher le malheureux portier des mains de ces furieux. C'est alors que Micheli, parvenu au paroxisme de la colère, se mit à charger son fusil et fit feu sur les préposés de l'octroi et les curieux. Cinq coups de fusil furent tirés par cet homme ivre. Une balle traversa la jambe de M. Dayer, propriétaire; un autre atteignit à la poitrine le nommé Samuel, garde balayeur, qui tomba grièvement blessé; une troisième balle enfin allait jeter la terreur dans la boutique d'un coiffeur, dont elle brisait le comptoir.

On est parvenu à désarmer Micheli, le poste a été relevé, et *les soldats auront à répondre de leur conduite devant le conseil de guerre.*

Les faits de ce genre, produits par l'ivresse, sont heureusement fort rares et même exceptionnels; mais M. Chapouillon, chirurgien militaire, n'a-t-il pas publié des faits qui peignent les dangers de l'usage des liqueurs enivrantes? Un soldat après avoir bu, lui troisième, deux litres de vin, est pris, sans être ivre, de vertiges, de nausées, de vomissements, de convulsions épileptiformes, et enfin d'une maladie grave des voies digestives. Un autre soldat boit avec un camarade deux bouteilles de gros vin rouge; deux heures après il perd connaissance, reste frappé de paralysie du côté droit, et seize jours après il est atteint d'une gangrène qui cause de grands désordres. Enfin, le soldat G..., robuste voltigeur, tombe mort sur le seuil d'un cabaret pour avoir bu, en compagnie de trois autres, sa part de cinq litres de vin rouge.

M. Chapouillon suppose que, dans ces vins, on avait ajouté de l'alcool pour les frelater, et il fait observer que « l'alcool qui n'a pas eu le temps de faire corps avec les éléments auxquels il est associé, conserve le privilége de produire une ivresse frénétique et malsaine, également féconde en *crimes* et en *maladies*. » (*Gazette des Hôpitaux.*)

Espérons donc que les résultats funestes de l'ivresse, comparés aux bienfaits produits par les sociétés de tempérance, feront prendre l'initiative à des hommes actifs et généreux qui doteront notre pays de ces utiles institutions. Alors elles viendront compléter les efforts qui sont faits chaque jour en faveur de l'hygiène publique et privée.

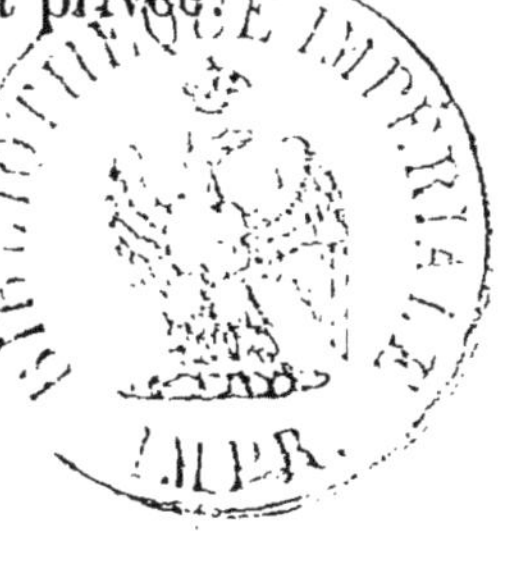

FIN.

TABLE.

Première Leçon.

Deuxième Leçon.

Troisième Leçon.

Quatrième Leçon.

Neuvième Leçon.

Dixième Leçon.

Onzième Leçon.

Douzième Leçon.

Treizième Leçon.

Quatorzième Leçon.

Quinzième Leçon.

Seizième Leçon.

Dix-septième Leçon.

Dix-huitième Leçon.

Dix-neuvième Leçon.

Vingt-troisième Leçon.

Vingt-quatrième Leçon.

Vingt-cinquième Leçon.

FIN DE LA TABLE.

HYGIÈNE PRATIQUE
DES FEMMES

PAR LE DOCTEUR

REINVILLIER

(L'hygiène des femmes est semée d'erreurs
qui contribuent journellement à détériorer
leur santé.)

MICHEL LÉVY, *Traité d'hygiène publique
et privée*. Tome II. p 144.

ON SOUSCRIT :

AUX BUREAUX DU JOURNAL LE *MÉDECIN DE LA MAISON*
RUE BERGÈRE, 24.

LE

MÉDECIN DE LA MAISON

JOURNAL

D'HYGIÈNE, DE MÉDECINE ET PHARMACIE USUELLES

Est le seul journal de ce genre, se publiant actuellement, qui paraisse deux fois par mois et qui puisse offrir au public trois années complètes. Lui seul est dans sa quatrième année de publication.

Ce journal a paru pour la première fois le 15 juillet 1850. — La quatrième année a commencé le 15 juillet 1853. Des collections complètes sont à la disposition des abonnés.

Cet ouvrage est indispensable aux ecclésiastiques, aux maires, à toutes les personnes qui veulent être utiles aux autres, aux instituteurs, aux chefs de pension ou d'atelier et à tous ceux qui désirent posséder des connaissances hygiéniques si précieuses pour tout le monde.

Il indique les premiers secours à donner en cas d'accident ou de maladie subite *en attendant l'arrivée du médecin*; il donne les règles hygiéniques à suivre pour les circonstances ordinaires et dans les temps d'épidémie; il rend compte des leçons et découvertes des médecins des hôpitaux, des professeurs, etc. et fait la guerre au charlatanisme.

PRIX DE L'ABONNEMENT

POUR L'ANNÉE :

Paris.	7 fr.	Étranger	9 fr.
Province.	7	Colonies.	9

Pour six mois. . . . . . . 4 fr.

ON S'ABONNE :

A PARIS, RUE BERGÈRE, 24.

EN PROVINCE :

Par un mandat sur la poste à l'ordre du Gérant, chez les Libraires ou aux Messageries.

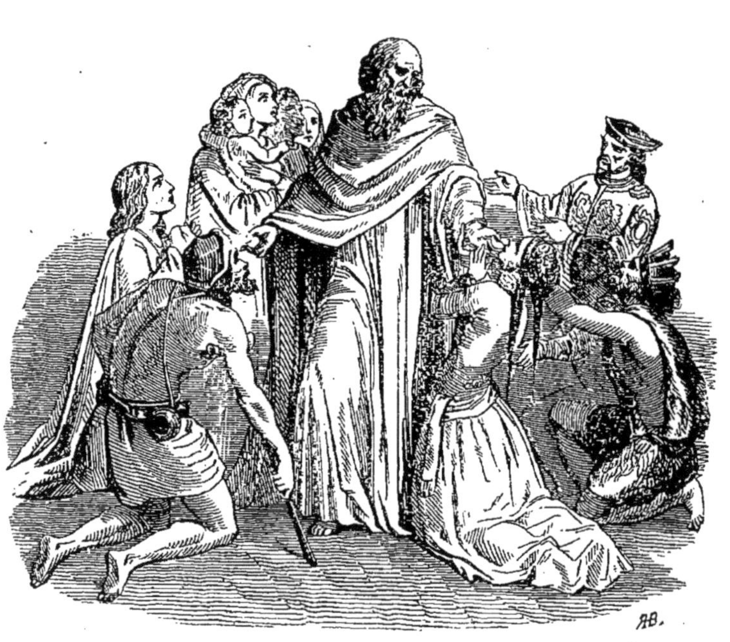

Imp. de Pillet fils aîné, rue des Grands-Augustins, 5.

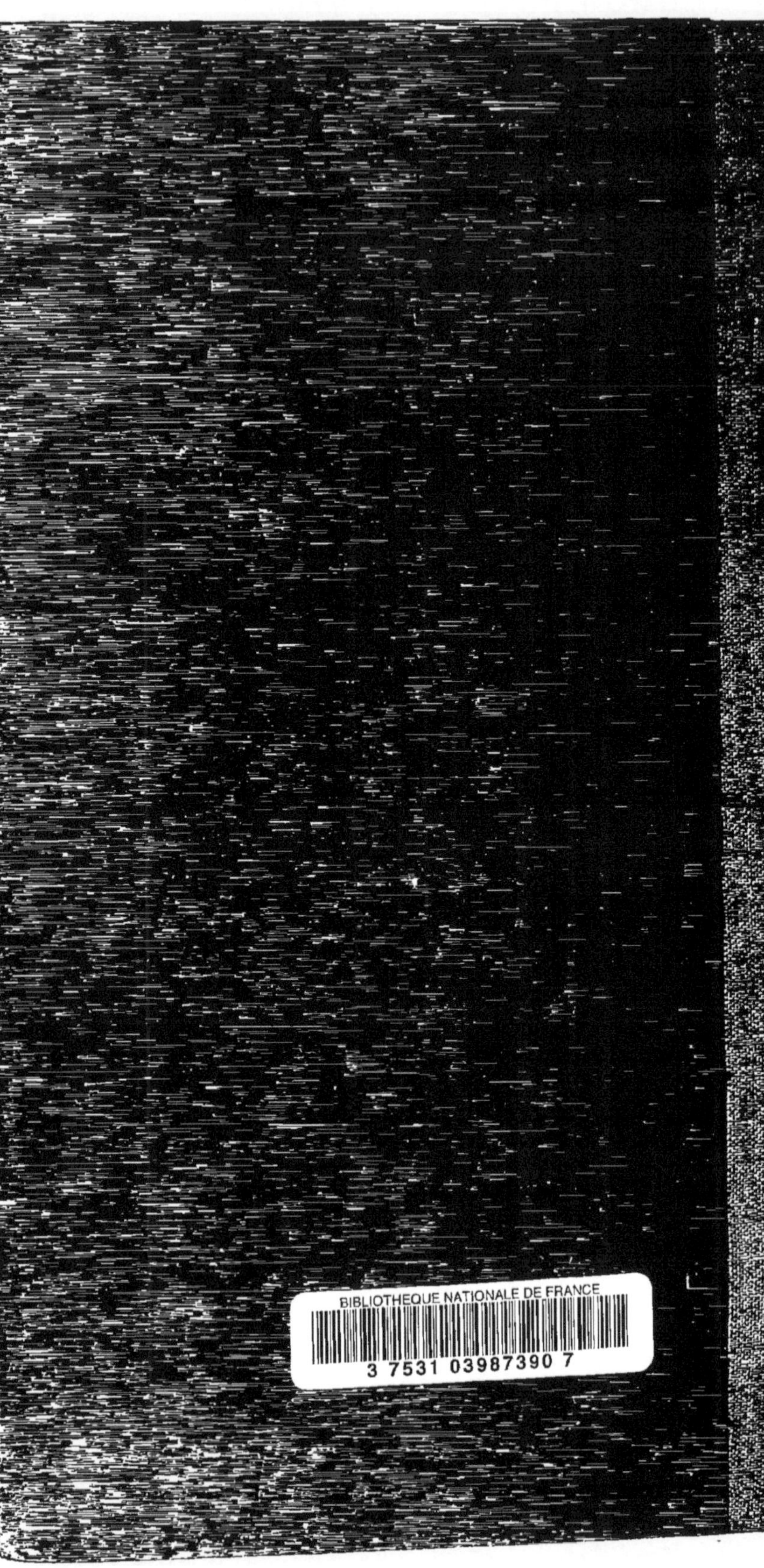